AF610096

HYDROTHÉRAPIE

HYDROTHÉRAPIE

SON HISTOIRE, SA THÉORIE;

PRINCIPALES MALADIES

AUXQUELLES S'APPLIQUE L'HYDROTHÉRAPIE MÉTHODIQUE,

PAR

LE Dr BOTTENTUIT,

Fondateur de l'Etablissement hydrothérapique de Rouen,
Directeur de l'Etablissement hydrothérapique de Dieppe.

Principiis obsta, serò medicina paratur.
OVIDE.

Croire tout découvert est une erreur profonde :
C'est prendre l'horizon pour les bornes du monde.

PARIS

LIBRAIRIE VICTOR MASSON,

PLACE DE L'ÉCOLE-DE-MÉDECINE, 17.

—

1858

PREMIÈRE PARTIE.

HISTOIRE.

CHAPITRE PREMIER.

TEMPS ANCIENS.

L'usage médical de l'eau froide a commencé avec les souffrances physiques de l'homme; l'instinct l'avait désignée comme remède avant que les sciences, qui ont pour base l'esprit d'observation et d'induction, eussent fait connaître les moyens de guérison qui se trouvent dans les corps organisés répandus dans la nature.

On trouve cet usage chez tous les peuples, dans tous les temps et à tous les degrés de civilisation; et, ce qu'il y a de plus remarquable, c'est que l'application de l'eau froide sur le corps couvert de sueur leur est commun à tous, depuis le Scythe, le Finlandais, le Russe, jusqu'aux peuplades sauvages de l'Amérique (1).

Il n'entre pas dans le plan de cet aperçu d'évoquer le souvenir d'un grand nombre de ces peuples, mais seulement de parler de ceux qui ont avec nous quelque degré de parenté, une origine primordiale commune, et qui, enfin, nous ont transmis les principes de la civilisation.

Les Hébreux, qui semblent placés dans l'antiquité pour nous en révéler les choses mystérieuses, nous offrent le premier indice de l'eau comme moyen hygiénique et médical.

Moïse prescrit les ablutions froides répétées plu-

---

(1) Le numéro de janvier 1858 du journal *les Annales de la Propagation de la Foi* contient une lettre de M. Weuisse, missionnaire apostolique de la Congrégation de Picpus, concernant les Indiens de la Californie :

« Mais le grand préservatif et le grand remède, celui que tout » le monde emploie, ce sont les bains, et quels bains ! Ils choi- » sissent au pied d'un côteau un endroit propice, près duquel » passe une rivière ou un torrent ; puis, ils creusent une sorte » de four dans la montagne au-dessus du cours d'eau. Bientôt » ils entrent là avec un faix de branches sèches, le déposent au » milieu, quittent leurs vêtements, allument un grand feu. Quand » pendant un quart d'heure la sueur a ruisselé par tous leurs » membres, ils se précipitent dans l'eau, qui doit être d'autant » plus salutaire qu'elle est plus glaciale. J'en connais plusieurs » qui usent tous les jours de cet énergique traitement et qui s'en » trouvent à merveille. »

Les aborigènes du Canada avaient les mêmes usages balnéatoires, sauf le mode de sudation, qui consistait à jeter des cailloux rougis au feu dans de l'eau ; puis à aider la sudation par des gambades, des jeux, avant de se rouler dans la neige ou de se plonger dans la rivière la plus voisine, suivant les saisons.

sieurs fois par jour; l'observation de cette loi permet au peuple de Dieu de résister aux températures extrêmes du climat sous lequel il doit vivre pendant quarante ans avant de toucher la terre promise.

Les connaissances de Moïse en médecine se révèlent à chaque règlement qu'il impose; il indique les caractères auxquels on peut reconnaître la lèpre, et prescrit l'eau comme remède à opposer à cette maladie si répandue chez les Hébreux.

Après Moïse, il n'existe sur l'emploi médical de l'eau aucun fait que l'érudition la plus hardie puisse affirmer. D'ailleurs, cette érudition ne pourrait s'exercer que sur des ouvrages d'imagination.

Les hommes ont cultivé les lettres avant les sciences, qui sont moins les filles du génie que les filles du temps.

CHAPITRE DEUXIÈME.

ÉPOQUE GRECQUE.

Il faut arriver aux temps que la poésie d'Homère a fait connaître au monde entier pour retrouver la véritable origine de l'emploi de l'eau en médecine.

Après la guerre de Troie, nous voyons un des fils de Machaon, médecin de l'armée grecque, élever un temple à son grand-père Esculape, qu'Homère appelait tout simplement « le médecin » irréprochable, » et qui passait pour être venu de Memphis, où il avait été instruit dans les sciences et les arts de l'Egypte.

Une fois Esculape devenu dieu, ses temples se multiplièrent, et l'emploi hygiénique et médical de l'eau fut presque exclusivement la base du traitement adopté par les prêtres qui desservaient ces temples.

Pausanias, qui se montre habituellement bon observateur et historien judicieux relativement aux souvenirs consacrés dans chaque temple et aux faits merveilleux qu'on en rapportait, nous donne, sur les temples d'Esculape, des renseignements précieux :

« Les plus célèbres de ces temples étaient celui de » Cyllène, ville d'Elide, au cap d'Hymine, dans la » contrée la plus riante du Péloponèse; celui d'Epi- » daure, voisin de la mer, comme le précédent; celui » de Trica en Thessalie, aux monts neigeux d'où le » regard plonge et plane au loin (1); le temple » d'Esculape à Corona, sur le golfe de Messine, » près de la source de Platée.....................

» Enfin, on fréquentait beaucoup la source de » Lerne à Corinthe à cause du Gymnase et du temple » qui se trouvaient dans ses environs.

(1) Homère, hymne à Apollon de Délos.

» Le traitement devait être suivi strictement sous » peine d'être abandonné et déclaré indigne des » bienfaits du dieu. L'abstinence du vin était im» posée pour que *l'éther de l'âme* ne fût pas souillée » par cette liqueur.

» On attribuait des qualités merveilleuses à la » vapeur de l'eau. Les bains devaient précéder toutes » les cérémonies ; ils étaient accompagnés de fric» tions et de manipulations qui opéraient des effets » surprenants sur les personnes nerveuses. »

« Ces frictions, avant et après le bain, étaient » surtout en usage dans le temple célèbre d'Esculape » à Pergame. C'est dans ce temple que fut inventé » le xystre, espèce de brosse fort rude, dont parle » Martial (1). »

Ces frictions devaient être pratiquées jusqu'à ce que le corps fût tout fumant et parût sortir d'un bain de vapeur. Ensuite les malades étaient plongés dans l'eau froide et se rendaient au temple, « une couronne sur la tête et chantant des » hymnes dont quelques-unes étaient attribuées à » Sophocle, le poète tragique; les prêtres-médecins » les conduisaient dans les avenues du temple et » ne manquaient pas de leur indiquer en grand » détail les miracles que le dieu avait opérés sur » d'autres personnes, en insistant sur les maladies » qui avaient le plus de rapport avec les leurs. »

---

(1) Pergamus has misit curvo, etc., etc.

La présence du dieu, l'imagination frappée par un spectacle imposant sous le ciel incomparable de la Grèce, le caractère sacré des hommes chargés de la direction de ce traitement, où l'eau froide et les frictions jouent le plus grand rôle, eurent sans doute une grande influence sur la guérison des malades... Sans le concours de toutes ces circonstances, la simplicité de l'agent thérapeutique n'aurait pas permis à ces temples de durer plusieurs siècles, de devenir des écoles véritables, enfin de constituer le plus ancien dépôt d'observations où puisèrent les premiers médecins de l'école dogmatique (1).

Hippocrate dut à ses ancêtres, qui avaient desservi ces temples pendant trois cents ans, une grande partie des observations que ni sa longue pratique personnelle, ni ses voyages, qu'il poussa jusqu'en Scythie, ne lui auraient permis de recueillir. Aussi est-on en droit de considérer autant comme une richesse transmise que comme un résultat de son génie les préceptes qu'il donne sur l'usage de l'eau froide dans l'état de santé et dans celui de maladie.

Il l'employait en bains, en aspersions et en fomentations ; il la recommande dans les douleurs, les tumeurs sans plaie des articulations, les con-

---

(1) Un livre aujourd'hui perdu, mais célèbre dans l'antiquité, *les Cnidiennes*, avait été copié par le chef de l'école de Cnide, Euriphon, dans un de ces temples.

vulsions et la goutte (1). L'effet de la réaction sur laquelle est basée l'hydrothérapie moderne était connu de lui, et ce qu'il écrit semble être écrit de nos jours :

« Quand le tétanos survient sans plaie chez un » jeune homme robuste, il arrive quelquefois que » l'aspersion d'une grande quantité d'eau froide » rappelle la chaleur, qui dans ce cas est salutaire. »

L'usage de l'eau froide se répandit partout où les disciples d'Hippocrate appliquèrent les principes de leur maître.

Une anecdote rapportée par Plutarque semble prouver que cet usage s'appliquait dans toutes les maladies qui s'accompagnaient de fièvre vive :

« Philotas, médecin d'Amphyse, soupait avec le » jeune Antoine. Un médecin présomptueux impor- » tunait tout le monde de son babil. Philotas lui » ferma la bouche avec le sophisme suivant : « Il » faut, lui dit-il, donner de l'eau froide à un homme » qui a la fièvre de quelque manière. Or, tout » homme qui a la fièvre l'a de quelque manière ; » il faut donc donner de l'eau froide à tout homme » qui a la fièvre. »

» Le médecin resta muet. Antoine, charmé de son » embarras et riant de tout son cœur : « Philotas, » lui dit-il, je te donne tout ce qui est là, » en lui

---

(1) Tumores autem in articulis et dolores absque ulcere et podagricos et convulsiones, etc. — Apho., 25.

» montrant un buffet tout couvert d'une superbe » vaisselle d'argent. »

Le lieutenant d'Alexandre payait le seul plaisir de rire d'une façon magnifique.

CHAPITRE TROISIÈME.

ÉPOQUE ROMAINE.

Avant de suivre les progrès de l'usage médical de l'eau chez les peuples dont la mission providentielle a été de propager par ses armes sa civilisation, ses usages et ses lois, je ne puis m'empêcher de faire observer que cette première extension de l'emploi de l'eau en médecine date du temps d'Hippocrate, le contemporain, sinon l'ami de Platon et de Socrate : époque à jamais célèbre, où la fortune d'Athènes lui permit de compter dans le même siècle une réunion de génies, de talents, que l'histoire des âges suivants n'a pas reproduite.

A l'époque où les disciples d'Hippocrate appliquaient et propageaient les préceptes si simples de leur maître, Rome était encore soumise à l'ancienne organisation de la République. Il n'y avait que deux états chez ce peuple : celui de guerrier et celui d'agriculteur. Toutes les autres fonctions étaient encore dévolues aux esclaves et aux étrangers.

Les Grecs furent les premiers médecins de Rome.

Ils se montrèrent fidèles aux traditions hippocratiques, et l'eau fut la base de leur thérapeutique. Les Romains, au rapport de Pline, ne connurent pas d'autre médecine pendant plusieurs siècles, et, vers la fin de la République, l'usage de l'eau avait déjà une si grande importance, que les bains de simples citoyens étaient assez vastes pour permettre l'exercice de la natation (1). Les plus remarquables étaient ceux de Cicéron.

C'est au commencement de l'Empire que l'usage hygiénique et médical de l'eau reçoit une extension plus grande, plus générale. Cette médication a même une page inscrite dans l'histoire de Rome.

Auguste, à son retour de l'expédition de Biscaye, était atteint (d'après Suétone) d'une affection grave du foie. La médecine classique allait échouer avec ses fomentations chaudes, sa médication excitante. La mort était imminente. Antonius Musa (2), affranchi d'Auguste, remplace ce traitement par les applications d'eau froide sur la peau, par l'emploi des boissons froides, comme elles sont mises en usage aujourd'hui par l'hydrothérapie scientifique. Le succès fut complet.

Ainsi, Auguste présente la plus éclatante guérison par l'hydrothérapie, et A. Musa, le plus

---

(1) Piscina natatilis.

(2) Antonius Musa, d'origine grecque, était fils d'Iasus. Des savants prétendent que le nom de Musa lui avait été donné à cause de son esprit. (Dan. Leclerc, Histoire de la Médecine.)

célèbre et le plus heureux médecin qui ait appliqué cette médication dans l'antiquité.

L'hydrothérapie peut donc revendiquer l'honneur d'avoir eu une certaine influence sur cette époque célèbre. Sans elle, la mort n'aurait pas permis à Auguste de prolonger suffisamment ce règne de paix, de restauration, si fertile en illustrations de tout genre, et auquel la postérité a donné le nom de siècle d'Auguste.

L'empereur reconnaissant combla son médecin d'honneurs et de richesses, l'exempta de toutes les charges publiques, lui donna le droit de citoyen romain, l'autorisa à porter un anneau d'or, privilége des chevaliers. Il lui érigea une statue en bronze, qu'il fit placer dans le temple auprès de celle d'Esculape. On voit aujourd'hui, au Vatican, une statue dans laquelle on croit reconnaître le médecin d'Auguste. Il est représenté en Esculape, ce qui s'accorderait avec l'honneur qu'on lui fit en plaçant son image auprès de celle du dieu.

A l'occasion de cette guérison, Auguste étendit les bienfaits de sa reconnaissance sur la profession médicale, qu'il fit sortir du rang infime où elle avait toujours végété. Il exempta les médecins de toute espèce d'impôt à perpétuité ; il accorda des distinctions personnelles à certains d'entre eux, et il en éleva un grand nombre au rang de chevaliers (1).

(1) Un rapprochement qui ne manque pas d'un certain intérêt,

Horace nous apprend qu'il a suivi ce traitement, conseillé par son ami A. Musa, le médecin de l'empereur et le plus célèbre praticien de Rome.

Dans une épître adressée à Numonius Vala, il s'exprime ainsi, liv. 1, ép. XV :

Quæ sit htems Veliæ, quod cœlum, Vala, Salerni,
Qnorum hominum regio, et qualis via ; nam mihi Baias
Musa supervacuas Antonius, et tamen illis
Me facit invisum, gelidâ cùm perluor undâ
Per medium frigus..................................

— Dites-moi, mon cher Vala, comment est l'hiver à Vela, quel est le climat de Salerne et le caractère de ses habitants, et si la route est commode, car je dois y aller ; Musa m'a recommandé de renoncer aux eaux sulfureuses de Baïa, parce qu'elles sont pour moi sans aucune utilité ; il m'a brouillé avec elles ; il me plonge dans l'eau froide, même en cette saison rigoureuse (*medium frigus*).

Horace va prendre des douches. L'expression *aquam suponere* ne peut laisser le moindre doute sur le mode d'administration de l'eau froide en douches. — Notons l'indignation du médecin A. Musa contre les douches brûlantes de Baïa et de Cumes. Ne dirait-on pas cette pensée émise par un médecin hydropathe de nos jours ? Enfin, Horace

---

c'est qu'un souverain dont la vie et la politique présentent plus d'un trait d'analogie avec l'empereur Auguste, a été traité avec non moins de succès par les mêmes procédés, remis en honneur après 1848 ans d'oubli.

arrive sur son cheval, qui prend, malgré le cavalier distrait, la route accoutumée de Baïa; il tire la bride et finit par rester le maître de la bête. « Equi frenato est auris in ore, » au cheval bridé l'oreille est dans la bouche; — expression proverbiale qui nous est restée.

Dans l'épître suivante, il dit à Quinctius :

> Fons etiam, rivo nomen idoneus, ut nec
> Frigidior Thracam nec purior ambiat Hebrus;
> Infirmo capiti fluit utilis, utilis alvo.

— Une fontaine, j'ai presque dit une rivière, la Digence, plus fraîche, plus pure que les eaux dont l'Hèbre arrose la Thrace, coule chez moi, guérit les maux de tête, rend la digestion facile.

Je ne pouvais laisser passer sous silence cet hommage rendu aux vertus médicales de l'eau froide par le poëte ami d'Auguste et de Mécène, dont la gloire durera tant que les belles-lettres, l'esprit et la philosophie seront en honneur parmi les hommes.

Ce n'est pas seulement Horace qui a payé sa dette en poëte : Virgile aussi a contribué à immortaliser le nom de Musa dans une jolie épigramme (1). Il nous dit qu'il est aussi l'ami de Musa, dont il loue l'esprit et le goût, et n'a-t-il pas raison d'ajouter que son médecin a été comblé de *tous* les dons de la fortune, puisque la poésie lui donnait l'immortalité.

(1) *Catalecta*.

Cette guérison éclatante d'Auguste eut aussi une influence sur le choix des eaux amenées à Rome. Les Romains, dont les ancêtres n'avaient connu d'autre bain froid que celui que fournissaient les eaux sales du Tibre, virent amener à Rome les eaux les plus pures et les plus froides. Aussi vit-on s'élever des bains en rapport avec la nouvelle splendeur de la ville, devenue ville de marbre. Agrippa, gendre d'Auguste, fit amener, pendant son édilité, les eaux d'un grand nombre de sources. C'est à lui qu'on doit l'eau Virgo, qui est encore aujourd'hui l'*aqua Vergine.* C'est l'eau froide et pure par excellence. Il créa cent soixante-dix bains publics, cent cinq fontaines jaillissantes, etc.

Tous les empereurs qui eurent besoin de la faveur populaire s'empressèrent de construire des bains, même avec le marbre le plus précieux. Ceux de Néron recevaient la neige des montagnes. Vespasien, Tite, en firent construire un grand nombre. Caracalla fit présent au peuple de quinze cents bains en marbre blanc. Enfin, on prenait à Rome des bains froids comme nous nous lavons les mains (1). Ce luxe d'eau et d'ablutions était celui des plus pauvres Romains. Dans l'appréciation des avantages attachés à ces habitudes, un consul, parvenu à un âge avancé, leur attribue la

(1) Les descendants des Romains de l'Empire avaient bien changé leurs habitudes. En 1824, M. Court, peintre distingué, a trouvé à Rome un seul établissement contenant quelques baignoires.

conservation parfaite de l'ouïe, des yeux, et l'avantage de ne connaître de la vieillesse que la prudence.

Cet usage des bains, des lotions, s'était répandu dans toutes les contrées parcourues par les armées romaines, toujours suivies d'une nuée de maçons dont la première occupation était de construire des thermes. Alexandrie, lors de la conquête de l'Egypte par Omar I, contenait quatre cents bains, et Rome, avant d'être entamée par les barbares, contenait, d'après un manuscrit trouvé par les soins du cardinal Mai, huit cents édifices pouvant contenir neuf mille six cents bains.

L'Empire, c'est-à-dire l'univers connu, s'est donc servi du bain froid avec ou sans les sudations pendant des siècles. Le mode balnéatoire est devenu incontestable par la découverte faite à Pompéï d'un établissement de bains laissant voir encore le tepidarium ou bain de vapeur, le frigidarium ou bain froid.

Sidoine Appollinaire indique cet usage : « Après » le bain brûlant, entrez dans l'eau froide, afin » que l'eau par sa fraîcheur vous fortifie (1). »

En présence d'une expérience faite sur une aussi vaste échelle, on est surpris de ne pas voir un médecin nous présenter quelques considérations sur l'influence d'un agent aussi énergique au point de

---

(1) Intrate algentes post balnea torrida fluctus
Ut solidet calidam frigore limpha cutem.

vue de la fréquence des maladies, des transformations nécessairement subies par les peuples qui s'y soumettaient. Galien ne parle de l'eau qu'au point de vue de sa pratique personnelle. Ce qu'il en dit est conforme aux idées fondamentales de sa doctrine, dans laquelle les crises et les humeurs ont la plus grande importance.

Le médecin de Pergame dit que dans les fièvres continues les plus grands remèdes sont la saignée et les boissons froides. Il recommande l'eau froide aux estomacs faibles ; pendant et après le bain, il conseille les affusions froides faites brusquement sur le corps dans les affections nerveuses (1).

Celse, qui vivait vers la même époque, a donné, avec son éloquence accoutumée, des notions intéressantes sur l'emploi hygiénique et médical de l'eau de mer. La réputation des bains de mer était considérable chez tous ces peuples, qui croyaient bien fermement que Minerve avait fait jaillir des sources sur le bord de la mer pour réparer les forces d'Hercule.

Aucun de ces médecins, à la fois rhéteurs, philosophes et hommes politiques, ne nous a laissé de considérations générales sur l'usage des pratiques hydriatiques, et encore moins d'indications capables de servir de guide aux médecins auxquels ils ont imposé si longtemps l'autorité de leur nom.

---

(1) Galenius, de sanitate tuendâ, lib. III, cap. 4.

On s'étonnera moins de cette absence d'écrits en pensant que l'esprit scientifique, qui est l'honneur des temps modernes, leur manquait complétement, et que, sans les connaissances physiologiques et physiques, il est impossible d'apprécier exactement les influences que l'eau peut exercer sur l'organisme.

CHAPITRE QUATRIÈME.

EPOQUE DE TRANSITION.

Cette absence de tout corps de science est une des causes qui a empêché l'usage hygiénique et médical de l'eau de continuer indéfiniment. Mais les causes les plus saisissantes sont les invasions successives des peuples barbares pénétrant dans Rome, comme dans une tente abandonnée, portant partout la dévastation. Les Lombards sont ceux qui ont le plus contribué à faire perdre l'usage des bains en détruisant les aqueducs et en forçant ainsi à se servir des eaux tiédes du Tibre.

Alors la civilisation est remplacée par la barbarie, l'intelligence s'abaisse, les travaux de tant de générations n'ont plus de valeur ; les écoles sont détruites ou négligées. Celle d'Alexandrie, si célèbre par l'enseignement de toutes les connaissances humaines, subit le même sort.

Pendant la durée des siècles destinés à la fusion

de tant de peuples divers, les hommes sont comme des bêtes fauves, uniquement occupés de guerres, de proie, de partages.

La médecine (il y a eu et il y aura toujours des malades) subit, pendant cette époque de ténèbres, l'influence des événements. Les maladies, comme aux époques des civilisations rudimentaires, sont attribuées à la colère du ciel. La magie devient l'objet d'un culte exclusif, et l'art de guérir consiste surtout dans l'emploi de certains mots ayant puissance de produire le charme, l'enchantement. Cette croyance, vieux reste du druidisme, qui adorait l'universalité de la création, nous la retrouvons toujours vivace à travers les siècles, et il faudra bien reconnaître, en toute humilité, que l'hydrothérapie moderne lui doit sa naissance et sa viabilité.

Saint Ouen, qui s'appliqua avec tant de zèle à faire disparaître les coutumes païennes, nous fait connaître, dans un travail qu'il consacre à la mémoire de saint Eloi, que les habitants du diocèse de Rouen ont encore l'habitude de chercher la guérison dans les sources qu'il dit consacrées aux démons. Nous pouvons voir encore de nos jours, plus de douze cents ans après saint Ouen, combien les exhortations du bon et savant évêque de Rouen ont eu peu de succès dans le diocèse qu'il a si bien administré.

A certaines époques de l'année, on voit des processions de paysans aller en pèlerinage vers des fontaines renommées pour leurs vertus ; celles qui obtiennent la préférence sont celles qui offrent quelque particularité, comme de ne pas geler en hiver. On y plonge les enfants atteints d'affections chroniques.

Au point où la source forme une petite douche naturelle ou un courant plus rapide, on expose un membre malade ou estropié.

Ce que nous savons des effets de l'eau froide nous permet d'avancer que cette réputation séculaire de certaines fontaines n'est pas seulement un effet de l'éternelle superstition ou de la robuste crédulité des paysans, mais qu'elle a sa justification dans des propriétés résolutives que l'on attribuait aux démons au septième siècle, et dont tous les honneurs aujourd'hui reviennent à des saints. Quelques-unes de ces fontaines ne portent pas de nom de saint, mais s'appellent fontaines du Diable, à cause des guérisons obtenues en dépit de tout ce qui peut être dit pour arriver à les faire abandonner. Une des plus renommées se trouve dans les Vosges, dans la forêt royale de Honcours.

Les établissements de Wildbad, ceux de Rigi, dont la création est antérieure aux temps de Guillaume Tell, n'offrent que des eaux froides dans lesquelles la chimie n'a pu découvrir la moindre trace de principes minéralisateurs. La réputation de leur efficacité contre les rhumatismes est considérable ;

les autres propriétés surnaturelles que la croyance populaire leur attribue ne sont autre chose qu'une médication hydrothérapique.

A l'époque où le saint archevêque de Rouen se faisait un devoir de faire disparaître les croyances si enracinées de ces nouveaux convertis, l'eau allait devenir en Orient d'un usage universel chez tous les peuples qu'un homme de génie, doué d'une fermeté surhumaine, allait soumettre à sa loi après vingt-trois ans de luttes acharnées.

Animé d'une foi vive, qui seule permet d'accomplir les grandes choses, Mahomet parvint à changer les mœurs, les habitudes sociales des peuples les plus indomptables. Il leur fit adopter un culte nouveau qui leur imposait un sacrifice presque impossible aux passions d'hommes aussi grossiers ; il proscrivit l'usage du vin, des liqueurs fortes ; il fit l'objet d'un règlement l'obligation de cinq ablutions d'eau froide par jour.

Le législateur des Arabes avait compris que, pour résister au soleil brûlant, aux oscillations journalières de température, à toutes les influences du climat d'Afrique, l'eau pour unique boisson et les ablutions froides étaient indispensables à l'accomplissement de sa mission.

Etait-ce une sorte d'intuition du génie? ou bien Mahomet savait-il que ceux qui l'avaient précédé dans cette conquête avaient dû une partie de leurs succès à l'habitude contractée de faire passer aux troupes le Tibre à la nage après les exercices si pénibles du Champ-de-Mars ? Quoi qu'il en soit, ces règlements ont porté leurs fruits, la majorité des Turcs et des Arabes se font remarquer par leur beauté et leur force musculaire, et surtout, ce qui nous intéresse plus encore, par leur faculté de résister aux fièvres intermittentes et à leurs funestes conséquences.

L'histoire n'est pas seulement une étude destinée à distraire, à charmer ceux qui aiment à se souvenir : elle comporte des enseignements qui ont leur importance et dont nous n'avons pas tenu compte.

En touchant la terre d'Afrique, nous aurions dû apprécier ce qu'il y avait de précieux dans les habitudes des peuples qui nous y avaient précédés pendant tant de siècles. Nous aurions évité, en prenant quelques-uns de leurs usages, les maladies qui ont ravagé les rangs de nos soldats, et nous aurions appris une fois de plus que la conquête par les armes n'est que la moitié de l'œuvre, et qu'il faut compter avec la science pour l'achever.

CHAPITRE CINQUIÈME.

ÉPOQUE DE LA RENAISSANCE.

Il ne faut pas chercher un seul fait ayant quelque rapport avec l'usage hygiénique et médical de l'eau froide pendant ce long intervalle qui sépare le septième siècle de l'époque où s'accomplit, à l'ombre un peu dure des châteaux, l'entière fusion de tant de peuples divers, et où un ordre social nouveau sort des ruines de l'ancien.

L'activité toute juvénile que signalent les ouvrages de cette sorte de renaissance enfanta des écrits nombreux, et les médecins, comme tous ceux qui portaient le nom de savants, puisèrent à une source commune, l'érudition. La médecine était remplie de subtilités; comme la scholastique, elle procédait d'Aristote, de Galien. La simplicité de la médecine d'Hippocrate, la plus grande autorité de ces temps-là, n'aurait pu suffire pour défrayer les efforts d'érudition, et d'ailleurs la simplicité dans l'art n'appartient qu'aux âges mûrs; on préféra interpréter un passage dans lequel Hippocrate dit de n'accorder aucune confiance aux médecins qui ne connaissaient pas l'astronomie. Dans l'esprit de ce grand homme, cette recommandation s'appliquait évidemment à l'étude des relations qui existent entre les lois astronomiques et les lois de l'organisme, comme le prouve la subordination de l'intermittence de la vie animale proprement dite avec celle de la rotation diurne de la terre, l'influence des saisons, des climats.

Ce passage reçut une tout autre explication, et l'astrologie, l'uroscopie furent comme le fonds de la science du médecin. Alors le corps humain fut considéré comme un univers en miniature; à chaque organe fut dévolu un astre. Le cœur recevait les influences du soleil; le poumon, celles de Jupiter; le cerveau, celles de la lune. « De ces idées bizarres, dit M. Arago, il ne nous est resté que l'expression de lunatiques, appliquée généralement aux hommes dont le cerveau est malade. »

Plusieurs des ouvrages de médecine publiés dans ce siècle, si fécond en découvertes, parlent de l'eau comme d'un agent thérapeutique précieux. Ainsi, Savonarola, professeur de médecine à Ferrare, en démontre l'action favorable sur les personnes faibles et les enfants. Il la prescrit dans le flux cholérique, les hémorrhagies et les pertes abondantes chez les femmes. Borzizi conseille les lotions froides après les bains tièdes, comme très fortifiantes. L'avantage qu'il en a tiré est confirmé par celui que nous tirons aujourd'hui des douches dites écossaises. Ce médecin prescrit les douches ascendantes dans les affections de la matrice. Mengo Bianchelli conseille l'eau pour fortifier la constitution des enfants, pour guérir les douleurs articulaires, dissiper la sécheresse de la peau, activer les secrétions et favoriser le sommeil.

Malgré le mérite et la position élevée de ces médecins, leurs écrits n'ont eu qu'une influence limitée et ne leur ont pas survécu; c'est qu'il faut plus que les livres, il faut le concours des circonstances extraordinaires pour faire naître et surtout pour vulgariser une médication.

Il est rare que ces circonstances n'existent pas entièrement en dehors des médecins diplômés, dont la fonction consiste à recueillir, apprécier les faits et assurer la durée de cette médication. C'est toujours cet éternel et vivace merveilleux qui va nous en fournir une nouvelle preuve.

« Lors des guerres d'Italie, on vit, dit Percy (1), dans le Midi de la France et en Italie, des hommes ne plus traiter les plaies et les ulcères (quelle qu'en fût la nature) qu'avec de l'huile et des feuilles de choux, et d'autres ne les panser qu'avec de l'eau. Il est vrai qu'ils recouraient aux enchantements pour mettre ces moyens hors de la portée de tout le monde. »

C'était ce qu'on appelait, dans ce temps, panser au secret. Il fallait une sorte d'initiation pour connaître et préparer le remède, et ceux qui le donnaient et ceux qui le recevaient étaient eux-mêmes dupes du prestige. Ambroise Paré, le père de la chirurgie française, l'homme d'un esprit si droit, si élevé, ne se laisse pas tromper par ces jongleries. « Je ne veux pas laisser à dire qu'aucuns
» guarissent les playes avec eau pure, après avoir
» dit dessus certaines paroles, puis trempent en
» l'eau des linges en croix, les renouvellent sou-
» vent. Je dy que ce ne sont les paroles, ni les
» croix, mais c'est l'eau qui nettoye la playe, et

(1) *Dictionnaire des Sciences Médicales*, art. Eau.

» par sa froideur garde l'inflammation et la fluxion
» qui pourraient venir à la partie offensée à cause
» de la douleur. Cette guarison se peut faire lors-
» que la playe est une partie charnue et en un
» corps jeune et de bonne habitude et aux playes
» simples. »

Ces procédés de fascination, de magie, étaient fort répandus, et les hommes qui pansaient au secret étaient souvent appelés au moment d'un combat ou d'un duel.

Un duel mémorable nous en fournit une preuve remarquable, en même temps qu'il prouve que ces croyances n'étaient pas adoptées par tous et qu'elles inspiraient de la répugnance aux hommes d'un caractère élevé.

François de Guise, dit le Balafré, témoigna sa profonde aversion pour ces pratiques en termes dignes de Plutarque, quand, blessé à mort en 1563, par Poltrot de Méré, il refusa de recevoir un sien ami, M. de Saint-Juste Allègre, fort expert en telles cures de plaies, par des linges et des eaux avec paroles prononcées et méditées. Il ne voulut recevoir, ni admettre, et « d'autant, dit-il, que c'étoient
» tous enchantements défendus de Dieu, qu'il ne
» vouloit autre cure n'y remède, sinon celui qui
» provenoit de la bonté divine et de ceux des chi-
» rurgiens et médecins esleus et ordonnés d'elle;
» aymant mieux mourir que de s'adonner à de tels
» enchantements prohibés de Dieu. »

Ces croyances persistèrent jusqu'à l'époque où le doute philosophique s'empara des esprits, vers la fin du dix-huitième siècle. Les rêveries mystiques de Van Helmont, fondateur de la chimiatrie, et les inventions magnétiques de Galénius avaient déjà contribué à diminuer l'usage de l'eau froide, — lorsque le médecin Larmurier publia une dissertation destinée à en réhabiliter l'usage médical.

« La circonstance, dit Percy, semblait devoir favoriser ce louable dessein ; l'eau venait de guérir, sous la direction du docteur Chirac, le duc d'Orléans, qui, ayant reçu une blessure au métacarpe de l'une des mains, éprouva des accidents si graves, que les médecins et les chirurgiens appelés en consultation délibérèrent si l'on ne ferait pas l'amputation. Ce prince dut la vie et la conservation de son bras aux applications, affusions et immersions d'eau, et nul autre remède ne put partager avec elle la gloire d'une cure si brillante. Cet événement, qui eut tout Paris pour témoin et que les journaux firent connaître à l'Europe entière, concourut puissamment, avec les efforts de Larmurier, à donner de nouveau l'éveil aux gens de l'art sur l'injuste désuétude où ils avaient laissé tomber l'usage de l'eau en médecine. »

L'immense publicité donnée à une cure aussi remarquable sur un des princes les plus renommés de son époque ne put faire qu'aux médecins appartînt le mérite d'avoir fixé définitivement le sort d'un agent capable de rendre de si grands services ; tout fut bientôt oublié.

Pourtant cet oubli ne devait pas être de longue durée, grâce encore à la foi vivace des paysans de l'Alsace dans l'eau charmée, dans l'eau enchantée ; et ce qui aurait droit de nous surprendre, c'est l'influence que cette cause si simple exerça sur la pratique de la chirurgie militaire, à l'époque qui a offert les plus vastes champs de bataille de l'histoire.

Pendant les épreuves d'artillerie faites à Strasbourg, le 4 juin 1785, plusieurs artilleurs furent blessés à diverses parties du corps, conduits à l'hôpital et pansés d'après la méthode alors en usage. La nouvelle de cet accident s'étant répandue dans le pays, un meunier alsacien alla trouver l'intendant de la province et lui persuada si bien qu'il savait rendre l'eau ordinaire infaillible pour la guérison des blessures, que ce magistrat ordonna que les blessés lui fussent livrés pour être exclusivement pansés par lui. « Le bonhomme, dit Percy, se mit à laver les plaies avec de l'eau de rivière dans laquelle marmottant entre les dents quelques mots inintelligibles et faisant divers signes, tantôt d'une main, tantôt de l'autre, il jetait une très petite pincée de poudre blanche que nous reconnûmes être de l'alun ordinaire. Après les avoir bien lavées, baignées, il les couvrait avec du linge et de la charpie, qu'il trempait dans son eau toujours en gesticulant et prononçant à voix basse des *paroles sacrées*. Six canonniers avaient eu les mains délacérées par l'écouvillon ou par le bourroir, le feu ayant pris aux pièces avant qu'elles ne fussent rechargées, comme il arrive souvent quand la lumière est mal bouchée. Nous avons été incertains si nous ne désarticulerions pas ces mains. Cinq avaient été frappés au bras par les éclats d'une pièce crevée à son premier coup, et les plaies étaient accompagnées d'une perte de substance et d'une contusion assez considérable. Pichegru, qui se trouvait parmi les blessés, plus heureux que ses camarades, n'avait perdu qu'une partie du pouce gauche.

» Dans la crainte que nous ne rompissions le charme, on nous écartait des pansements, et il ne nous fut permis d'y assister que le douzième, le vingtième et le trente-unième jour, afin de nous assurer de l'état des plaies qui, ayant suivi une marche régulière, furent toutes cicatrisées en six semaines, sans avoir causé de grandes douleurs, et sans qu'on y eût appliqué autre chose que de l'eau préparée comme il a été dit et toujours médiocrement froide. On ne les découvrait qu'une fois par jour, mais de trois heures en trois heures on avait soin de les arroser avec la même eau, que le meunier appelait son eau bénite (weichwaser), et qu'en effet il semblait composer de même, avec du sel, des gestes et des paroles.

» Cette leçon ne fut pas perdue pour nous. Après avoir avoué que, peut-être, nous n'eussions pas obtenu une guérison aussi prompte ni aussi commode par la méthode usitée en pareil cas, nous ne craignîmes pas d'affirmer qu'avec de l'eau simple nous réussirions aussi bien, pour ne pas dire mieux, que le meunier avec ses charmes et l'*addition* de sa poudre secrète.

» Quelque temps après, nous eûmes la triste occasion de tenir et de gagner notre pari, et sous les yeux de ceux des chirurgiens-majors des régiments curieux de suivre cette espèce particulière de traitement, laquelle, bien entendu, fut modifiée selon la nécessité et les indications (et c'est ce qui établira toujours, dans les mêmes circonstances, la supériorité de l'homme de l'art sur l'empirique); malgré la gravité et la complication de quelques-unes des blessures, toutes furent guéries.

» Dès-lors, le merveilleux des cures précédentes s'évanouit; le meunier retourna à son moulin, où il aurait mené ses stupides admirateurs. »

Cette occasion d'être témoin du pansement au secret a toujours tenu une grande place dans les souvenirs de Percy, et a influé d'une façon heureuse sur sa pratique.

Le célèbre chirurgien en chef des armées françaises, que Napoléon, dans son exil, appelait le plus honnête homme de l'armée, doit à son grand caractère, à sa position élevée, à l'avantage d'avoir pu opérer sur tous les champs de bataille de l'Europe, une autorité que nul ne peut contester et la possibilité de présenter une foule de faits du plus haut intérêt.

Percy se servait d'eau froide ou tiède, selon l'exigence des cas, dans toutes les blessures, souvent même lorsque leur gravité semblait indiquer l'amputation immédiate.

« Avec l'eau j'ai sauvé, dans une foule de circonstances, où aussi bien je n'avais pas d'autres secours à ma portée, des membres et surtout des mains et des pieds qui étaient à tel point délacérés et maltraités, qu'il paraissait imprudent d'en différer l'amputation. De longues immersions dans l'eau froide ou dégourdie, selon la saison et l'opportunité des lieux; l'application d'éponges ou de linges épais imbibés d'eau; l'eau, enfin, sous toutes ses formes, prévenait ou modérait les accidents, etc.

» Enfin, j'obtenais une guérison que nul autre moyen ne pouvait disputer à l'eau, puisque je n'avais eu recours qu'à elle. »

Dans ce même article non moins remarquable par l'érudition que par la sagesse des préceptes, le grand chirurgien ajoute :

« Parmi les espèces de miracles que j'ai vu opérer à l'eau dans les plaies d'armes à feu, je citerai la guérison de près de soixante jeunes volontaires d'un bataillon qu'on appelait du Louvre, lequel, étant parti de Paris les premiers jours de décembre 1792, immédiatement après sa formation, fut conmandé le jour de Noël pour l'assaut de la montagne Verte, près de Trèves. L'ennemi, placé sur la hauteur, fit un feu soutenu sur lui, et la plupart de ces adolescents furent blessés aux pieds. On en conduisit beaucoup à l'hôpital militaire de Sarrelouis, où l'on ne put en sauver que quelques-uns sans amputation (1).

» Les autres restèrent au couvent de Consarbruck avec des chirurgiens allemands, chargés de leur donner des soins. Là, par mes conseils, et peut-être à défaut d'autres médicaments, on ne cessa de leur baigner les pieds, de les leur doucher avec de l'eau à peine dégourdie et de les couvrir de compresses toujours imbibées de la même eau; il ne leur fut pas fait d'autre pansement, et j'atteste qu'il n'en mourut que quatre, dont deux de la fièvre adynamique, qui bouleversa et força d'interrompre le traitement aqueux des plaies; un de diarrhée colliquative, et le quatrième de trismus. Tous les autres guérirent très bien; la plupart même n'eurent point d'ankylose, quoiqu'ils eussent eu les pieds traversés dans tous les sens, avec déchirement des tendons, aponévroses et ligaments, et avec fracas des os, soit du tarse, soit du métatarse. »

Après de tels succès, le chirurgien n'avait-il pas droit de s'écrier : « Sydenham assurait qu'il renon-

(1) *Dictionnaire des Sciences Médicales*, art. Eau.

» cerait à la médecine, si on lui enlevait l'opium ; » pour moi, j'aurais abandonné la chirurgie des » armées, si on m'avait interdit l'usage de l'eau ? » N'a-t-on pas le droit de s'étonner qu'une aussi imposante autorité n'ait pas fixé pour toujours l'emploi de l'eau froide en chirurgie, et que de pareils faits puissent permettre l'hostilité de quelques-uns et l'indifférence du plus grand nombre ?

Outre que l'unanimité en médecine ne peut être espérée avant longtemps, on peut signaler, comme cause de ce résultat, le défaut de trop généraliser ; de plus, l'oubli des préceptes qui doivent guider le praticien dans l'emploi d'un agent thérapeutique présentant une aussi grande valeur intrinsèque.

Il est évident que les effets de l'eau froide ont dû paraître diamétralement opposés, suivant son mode d'emploi. Ainsi, les applications doivent être intermittentes dans certains cas, pour ne pas empêcher une réaction salutaire de s'établir. Elles doivent être continues lorsqu'il importe d'éviter cette réaction et d'obtenir l'effet sédatif. En outre, la durée des applications, les intervalles qui doivent les séparer, la température de l'eau, sont autant d'éléments d'une question dont la solution exige des études très approfondies. Cette partie de l'art de guérir a fait d'assez notables progrès pour pouvoir compter que cet oubli de l'eau froide aura cessé avant que l'empirisme brutal ne trouve encore l'occasion de pénétrer dans le sanctuaire.

CHAPITRE SIXIÈME.

ORIGINE DE L'HYDROTHÉRAPIE MODERNE.

Plusieurs années avant l'époque où Percy exerçait à Strasbourg, l'Europe retentissait des effets miraculeux de l'emploi de l'eau froide dans des circonstances d'autant plus utiles à reproduire que ces mêmes circonstances peuvent se présenter de nos jours.

En 1771, une terrible maladie, une fièvre pestilentielle, exerçait des ravages épouvantables à Moscou, lorsque le médecin Samoïlowitz, guidé par les écrits des médecins italiens ou allemands, eut recours aux frictions avec l'eau glacée. Les succès obtenus furent décisifs. En courtisan habile, et peut-être pour placer son remède sous la protection d'un grand nom, ce médecin déclara que ce remède lui avait été donné par Catherine II, et proposa de l'appeler *Pestilentiale Catherinæ.*

En Allemagne, le plus célèbre médecin de cette époque publia son ouvrage *De Aquæ frigidæ potis salutares,* dans lequel il justifie (après vingt-et-un ans d'une pratique des plus étendues) ce qu'il avait annoncé dans son ouvrage précédent sur l'usage de l'eau froide comme remède avantageux dans les fièvres ardentes, les maladies nerveuses, les affections chroniques du foie et des viscères abdominaux. Cet ouvrage eut une grande influence sur la pratique de la médecine chez ses contemporains, et il eut une très grande part dans le choix du traitement employé par G. Horn dans l'épidémie de typhus qui ravagea la ville de Breslau. Les médicaments les plus variés, les plus énergiques, n'empêchaient pas la mort d'enlever tout ce qui était atteint. Horn eut le bonheur de recourir aux affusions froides répétées et de guérir le plus grand nombre de ses malades; lui-même, atteint de la maladie, fut traité et guéri par ce seul moyen.

Les exemples de typhus dans lesquels l'usage de l'eau joue un rôle si avantageux sont nombreux à une époque encore peu éloignée de nous; mais, avant de les citer, je dois parler d'une observation qui a pour la science (qui intéresse tout le monde) une valeur d'autant plus grande que c'est elle qui a précédé et déterminé l'adoption de ce traitement par Currie.

En 1777, le docteur Wright, revenant de la Jamaïque en Angleterre, fut attaqué de la fièvre jaune. Cette maladie avait été contractée à l'occasion de soins donnés à un matelot qui avait succombé quelques jours auparavant. Ce médecin avait épuisé la méthode usuelle, les vomitifs et les purgatifs, sans éprouver le moindre soulagement, et la maladie suivait son cours. Remarquant que les douleurs se calmaient d'une façon notable quand il était exposé au frais sur le tillac, il se souvint, sans doute, des observations qui avaient étonné le monde médical sur les effets surprenants de l'eau froide dans les cas les plus graves, et il résolut d'employer pour lui-même un traitement qu'il avait souvent désiré employer dans des cas analogues.

Se plaçant entièrement nu sur le pont, il se fit jeter coup sur coup trois seaux d'eau de mer sur le corps. Le soulagement fut immédiat. Toutes les douleurs cessèrent comme par enchantement, et la peau, restée sèche depuis l'invasion de la maladie, se couvrit d'une douce transpiration.

Les symptômes observés revinrent le soir, et il eut recours au même procédé avec un résultat aussi favorable. Le moyen de l'affusion froide fut continué pendant plusieurs jours, et la guérison fut complète. Cette observation, publiée en 1786, peut être considérée comme une des plus importantes de la médecine; c'est elle qui inspira l'anglais Currie, que l'on peut considérer comme le vrai fondateur des bases scientifiques de l'hydrothérapie. En décembre 1787, dans l'hôpital de Liverpool, Currie traita pour la première fois sept femmes atteintes du typhus, et toutes furent guéries. En juin 1792, une épidémie de typhus se déclara dans un régiment caserné à Liverpool, et cinquante-huit hommes en furent atteints. L'accablement extrême, les douleurs de tête, l'état du pouls, le délire ne permettaient pas de méconnaître le caractère typhoïde. Currie arrêta les progrès de la contagion par l'isolement et les bains d'eau de mer pour ceux qui pouvaient encore être soumis à ce moyen. L'emploi de l'eau froide fut appliqué aux plus gravement atteints, malgré la toux et l'expectoration parsemée de stries sanguines. L'épidémie fut étouffée par ces mesures en quatorze jours. Sur cinquante-huit malades, il n'y eut que deux décès chez des hommes qui avaient été saignés ; les autres, traités par les affusions froides, furent guéris.

Currie, en 1792, comptait plus de cent cinquante cas de typhus dont la guérison était due évidemment aux affusions froides, dont l'effet immédiat et constant avait été une diminution de tous les symptômes communs : céphalalgie gravative, délire, et le retour d'un sommeil calme et rafraîchissant.

L'eau froide pour Currie ne devait pas dépasser 12 degrés Réaumur.

Tout en constatant ces heureux résultats, Currie fit un appel à tous les médecins de l'Europe. Un certain nombre de médecins anglais répondirent à cet appel tout-à-fait conforme à la dignité et aux intérêts de la science.

Dimsdale n'avait perdu que deux malades parmi un grand nombre d'individus atteints du typhus. Il s'était servi de bains d'ondées pour pratiquer ses affusions.

Le docteur Homme avait obtenu le même succès,

et avait pu constater une diminution de trente pulsations après l'emploi de l'eau froide.

Le docteur Bree comptait les mêmes succès, et de plus il avait obtenu, par ses observations, ce résultat très important, à savoir, que les affusions froides, non seulement n'avaient pas eu d'inconvénients, mais encore qu'elles avaient été d'une efficacité incontestable dans le cas de typhus à forme pneumonique, alors qu'une toux opiniâtre s'accompagnait de mucosités teintes de sang.

Tous les médecins s'accordaient à proclamer l'influence heureuse des affusions pour calmer le délire et rappeler une moiteur salutaire. Le rapport le plus remarquable fut celui de Gomez, médecin en chef de la flotte portugaise dans la Méditerranée.

Les équipages étaient décimés par une épidémie de fièvre grave. L'eau de la mer à la température de 20 degrés ne lui paraissant pas produire un effet assez réfrigérant, il eut recours aux lotions réitérées, il obtint des résultats qui dépassèrent ses espérances : deux cent vingt malades furent arrachés à une mort certaine, et la flotte portugaise passa de la consternation à la joie la plus expansive.

De pareils faits, présentés avec toute la garantie que peuvent offrir des noms comme ceux de Currie et de Gomez, n'auraient jamais dû être oubliés des médecins militaires dans toutes les occasions qui ont fait éclater le fléau de nos pays, la fièvre typhoïde.

Dans la pratique civile, tout en reconnaissant que cette redoutable affection est moins contagieuse que le typhus des Anglais et des Allemands, on doit néanmoins tenir compte de ces observations, et ne jamais hésiter à conseiller l'usage des affusions froides et du régime qui doit les accompagner, dans le but de prévenir les conséquences funestes que peut avoir pour une famille la présence d'un individu atteint d'une fièvre typhoïde.

L'oubli dans lequel l'emploi thérapeutique de l'eau froide est tombé pendant les quarante ans qui ont suivi la mort de Currie ne peut être attribué ni aux inconvénients d'une trop grande généralisation, ni aux extravagances qui ont failli compromettre l'hydrothérapie. Il faut sans doute attribuer une partie de cet oubli aux difficultés d'exécution que devaient rencontrer les praticiens qui ignoraient les procédés hydriatiques nouveaux. Mais la plus grande cause est due à l'influence de l'auteur de la nosographie philosophique. Malgré sa prétention de marcher sur les traces d'Hippocrate, Pinel ne suivait que les errements de Stall et de Brown.

CHAPITRE SEPTIÈME.

PREMIER ÉTABLISSEMENT HYDROTHÉRAPIQUE.

L'emploi de l'eau en médecine attendait qu'un homme du peuple, doué d'une certaine dose de génie, en étendit et en vulgarisât l'emploi. Cet homme n'a pas inventé dans l'acception du mot, mais son exemple peut prouver une fois de plus que les découvertes les plus simples ont besoin, pour être complètes, des travaux successifs de plusieurs inventeurs ou de croyances déjà bien répandues.

Priesnitz ne connaissait aucun nom, aucune histoire; il habitait Grœfenberg, dans la Silésie autrichienne; un paysan illétré, un village isolé au milieu des montagnes désertes, voilà l'humble origine d'une méthode qui a fait un si brillant chemin dans le monde.

Grœfenberg était pour Priesnitz tout l'univers; son intelligence ne s'était exercée que dans l'exploitation d'un mauvais cabaret et de quelques portions de terre, mince héritage de ses pères. D'origine slave, comprenant comme tous les habitants de ces contrées l'idiome des Slaves, il ignorait, entre autres choses, que l'usage des sueurs forcées, qu'il s'empressa plus tard d'adjoindre à celui de l'eau, qui lui rendait de si grands services, était employé de temps immémorial chez les Russes et les Polonais comme jouissant d'une grande efficacité dépurative.

Un berger nomade lui apprit les vertus merveilleuses de l'eau sur laquelle il prononçait des paroles mystiques. La croyance du peuple dans les enchantements doit-elle être éternelle comme le peuple?

Priesnitz rejeta le charme, l'enchantement, la sorcellerie du berger ; mais il retint les vertus de l'eau froide dans les entorses, les contusions, les foulures, les douleurs et les maux d'aventure. Il se mit à traiter les siens, puis ses voisins ; il faisait des ablutions, il frottait avec des éponges.

L'effet éminemment résolutif de l'eau froide produisait merveille sur les jambes des hommes, des vaches, des chevaux. Priesnitz, étonné de son propre succès, marchait de surprise en surprise. La foi lui vint plus vive encore et il se mit à voyager. Le voilà courant de village en village, obtenant une vogue que n'aurait pu obtenir un homme muni d'un diplôme.

Priesnitz offrait un peu l'attrait du fruit défendu, car il était forcé de prendre toutes les précautions nécessaires pour se soustraire aux lois qui, dans tous les pays, punissent l'exercice illégal de la médecine. Etait-il traqué par la police, vite il passait la frontière avec son léger bagage d'éponges sur le dos. Enfin, un jour, il lui fallut compter avec la justice. Les médecins eurent la malheureuse idée d'intervenir, de lui donner un air de persécution, et la persécution donne toujours des amis. Ils lui élevèrent son premier piédestal. Dans de semblables procès, les médecins ont toujours le plus singulier rôle. La malignité y trouve une occasion qu'elle ne manque jamais de saisir : celle de reprocher à la médecine classique de ne pas toujours guérir.

Les adversaires de Priesnitz firent ce que feront tous les hommes à idées préconçues, qui ne voient rien au-delà de l'école et sont destinés à rester toute leur vie asservis à une aveugle routine. Ils nièrent ce qui était clair comme le soleil. Ils nièrent que l'eau pût avoir la moindre efficacité sans l'intermédiaire des agents pharmaceutiques; ils exigèrent que les éponges fussent coupées. Vérification faite, les médecins furent confondus, et la renommée du paysan grandit de tout le désappointement de ceux qui s'étaient posés ses adversaires.

Priesnitz eut bientôt l'occasion d'exercer sur lui-même l'efficacité de sa méthode. A l'époque de la fenaison; il fit une chute et se brisa deux côtes. De plus, il fut frappé à la tête par un coup de pied de cheval. Il parvint à se guérir. Il proclama ce que nous avons toujours entendu de la bouche de ceux qui ont été traités par des médecins sans diplôme, et ils sont nombreux dans tous les pays. Priesnitz fit sonner, dis-je, bien haut qu'il avait été abandonné, condamné par tous les médecins, qu'il avait appelé de leur sentence, que sa guérison était complète, grâce à l'eau froide. Cette cure fit grand bruit et conduisit vers lui plusieurs malades, curieux de consulter le paysan médecin. Comme si tout dût concourir à réunir autour de cet homme les éléments d'un succès qui allait prendre des proportions énormes, le hasard amena près de lui le professeur Oertel, qui lui donna le conseil de faire boire beaucoup d'eau froide à ses malades. L'enthousiasme du célèbre médecin allemand pour l'eau froide imprima un élan extraordinaire à cette méthode.

L'esprit éminemment observateur de Priesnitz lui fit étendre le nombre de ses applications de l'eau froide, jusqu'alors presque exclusivement employée en frictions et en bains. Il ajouta la sudation ; il pouvait craindre, d'après l'opinion universellement répandue, les dangers attachés à l'application de l'eau sur le corps couvert de sueur. Un Russe, auquel il avait prescrit un bain froid, s'y jeta en sortant du lit, où il était en grande transpiration. Priesnitz observa que cette transition devait être non seulement d'une parfaite innocuité, mais encore qu'elle serait très avantageuse, si on l'entourait de certaines précautions. Il provoqua la sudation, non par des médicaments (il savait que pas un seul ne peut produire cet effet), mais en emmaillotant son malade, tantôt avec des couvertures simples, tantôt avec un drap mouillé et tordu. On croit que cet enveloppement dans un drap mouillé était employé par les anciens navigateurs phéniciens dans le but de calmer la fièvre que donne la privation d'eau ; mais, assurément, Priesnitz ne connaissait pas ce fait d'érudition, et l'enveloppement dans le drap mouillé avec ses nombreuses et utiles applications est bien de son invention.

Il faudra bien convenir que le discernement qu'il

a apporté dans l'emploi de ce moyen pour reconnaître ce qu'il devait accorder à l'impressionabilité des malades, et ce qu'il devait demander à la température de l'eau pour en obtenir un effet ou sédatif ou excitant; que son habileté à tirer parti des exagérations des malades, que son sangfroid et sa prudence ne pouvaient venir d'un homme vulgaire, et qu'il a droit à la reconnaissance générale pour avoir doté la médecine d'un agent puissant, dont les applications tendent à devenir chaque jour plus nombreuses.

Priesnitz dut à la haute protection du baron Turkheim, médecin de l'empereur et grand partisan de l'hydrothérapie, le droit d'exercer la médecine, à la condition de n'employer que la méthode qui, d'après le rapport, n'était qu'une simple extension de moyens déjà connus.

Cette réserve, qui lui était imposée de n'employer aucun médicament, le servait au-delà de ses désirs. Les malades qui accouraient à Grœfenberg avaient tous épuisé les ressources de la médecine; tous avaient plus ou moins de griefs contre l'art qui s'était montré impuissant. Heureux quand ils ne se prétendaient pas malades par les médecins !

Les succès allèrent toujours croissant. La réputation de Priesnitz avait franchi les monts neigeux de la Silésie; elle était devenue européenne. Les malades arrivaient de Vienne, de la Hongrie, de Saint-Pétersbourg, de l'Angleterre. Le nombre en était considérable ; il en eut en une seule année quinze cent soixante-seize, et dans le cours de sa pratique, c'est-à-dire en dix ans, il eut près de neuf mille malades.

Ce village, complétement ignoré la veille, était devenu le rendez-vous de tous les incurables de l'univers. Tous les grands de la terre venaient se soumettre aux conseils de ce simple paysan. C'était le prince de Nassau, de Lichtenstein, les fils du duc de Sussex, les magnats de la Hongrie, les ducs, les barons, etc., etc.

Mais aussi comment résister quand la renommée vous apprend des cures merveilleuses de maladies du foie, ayant résisté à toutes les eaux thermales, aux climats doux, aux voyages? Enfin, on avait trouvé contre la goutte, sinon un spécifique, au moins un agent qui pouvait offrir des résultats inespérés; et ce n'était pas une annonce de prospectus, c'était bien des exemples, et l'on pouvait tout voir de ses yeux.

C'était le docteur Mayo, un des plus célèbres médecins de l'Angleterre, dont toutes les articulations avaient été soudées successivement. Les tissus fibreux des vertèbres avaient été atteints à leur tour, et tout mouvement de la tête était devenu impossible, de telle sorte que le docteur ressemblait à la statue égyptienne représentant Isis assise. Le traitement par l'hydrothérapie lui avait assez bien réussi pour que quelques mois lui eussent redonné le repos, qu'il n'obtenait plus que par l'opium, et le mouvement perdu depuis si longtemps.

Un général prussien, que la goutte avait rendu sourd et paralytique, avait retrouvé l'usage de ses membres et s'était trouvé guéri de sa surdité.

Il serait impossible d'énumérer l'influence extraordinaire de ce mode de traitement (employé sur une foule d'individus présentant les lésions les plus variées, les plus graves), avec la persévérance et la sagacité qui étaient le caractère distinctif de Priesnitz.

Aussi la rudesse de cet homme, l'âpreté du climat ne rebutaient pas ceux qui venaient près de lui avec l'espérance de trouver la fin de leurs maux.

C'était un singulier spectacle que celui de tous ces hommes accoutumés au luxe de la civilisation venant s'asseoir, dès le premier jour, à la table frugale de cet homme. Du lait, du pain noir, du beurre frais pour déjeuner, rien de plus pour le souper; au dîner, un plat de viande et un plat de légumes. Ce repas des premiers âges, à peine digne des anachorètes, et dont la vue seule aurait fait frémir, il fallait l'accepter.

S'il se présentait quelque protestation contre cette règle commune, l'exemple ramenait bientôt ce caractère difficile.

Il faut bien se persuader d'ailleurs que la plupart des maladies ne viennent pas seulement d'une alimentation non réparatrice, mais d'un défaut d'assimilation, et que certaines conditions permettent de conserver et même d'obtenir une constitution vigoureuse avec les seules ressources d'une nourriture simple et frugale, et quelques semaines de traitement donnaient bientôt le vigoureux appétit qui dispense de toute recherche. Priesnitz permettait de satisfaire cet appétit, parce que, selon lui, celui qui *perd* par les sueurs et les exercices *doit* beaucoup réparer. La confiance qu'il inspirait, la fermeté et la droiture de son jugement, contribuaient peut-être aussi à assurer la parfaite digestion de ces repas homériques.

Cette confiance illimitée, le souvenir toujours présent des accidents survenus chez ceux qui avaient méconnu ses conseils, l'exemple de tous, dispensaient Priesnitz de faire de grands frais d'imagination pour l'ensemble du traitement et surtout pour l'administration des douches, qui sont aujourd'hui l'objet d'un si grand luxe dans les établissements hydrothérapiques. C'était, à Grœfenberg, tout simplement un lieu enclos de planches, à ciel ouvert et situé à une demi-lieue de l'habitation, et là tous les malades s'exposaient, par tous les temps, à l'action de la douche froide. Il est bien vrai que, plus tard, les malades reçurent l'autorisation de le rendre moins rustique. Même simplicité pour les exercices : les promenades en commun. Il imposait comme travail le sciage du bois. Les personnes que leurs souffrances et, plus souvent, leurs préjugés condamnaient à une inaction fâcheuse, ne tardaient pas à éprouver d'heureux résultats de ce genre de travail, très propre d'ailleurs à exercer les bras, que nos habitudes sociales laissent souvent dans une complète inactivité.

Quoi qu'il en soit, on ne peut se représenter sans une certaine émotion une réunion de princes, de généraux, de comtes, s'acheminant vers la forêt avec une scie, un chevalet et une hache sur le dos, et il faut s'incliner devant une autorité aussi puissante chez Priesnitz et une docilité aussi patiente chez ses malades.

Les succès obtenus dépassèrent tout ce que l'imagination aurait permis d'espérer, et pourtant Priesnitz n'était pas médecin. Privé de tout moyen d'investigation, il a dû confondre les battements d'un cœur nerveux avec les mouvements d'un cœur anévrismatique; il a refusé d'appliquer le traitement à des malades qui ont trouvé leur guérison dans des établissements voisins, ou bien il n'a pas toujours apprécié bien exactement la limite au-delà de laquelle l'organisme irréparablement épuisé n'est plus susceptible d'efforts capables de le relever. Mais ces erreurs étaient une exception rare. La mortalité dans un établissement qui a réuni un nombre si considérable de malades, atteints presque tous d'affections chroniques graves, a présenté un résultat plus favorable que dans les conditions ordinaires de la vie.

La reconnaissance de ses malades fut à la hauteur du résultat : l'humble paysan devint plusieurs fois millionnaire et fut possesseur d'un domaine avec les droits seigneuriaux qui s'y trouvaient attachés.

Ant. Musa, frère du médecin du roi de Juba, médecin d'Auguste, a eu ses statues. Le simple paysan, isolé au milieu de pays presque sauvages sans aucune relation sociale, a eu aussi ses honneurs, des statues pour son heureux emploi d'un remède que le hasard avait mis entre ses mains, et dont son génie lui fit tirer un parti si extraordinaire. Il a eu des monuments en bronze, en granit, sur lesquels se trouvent inscrites les vertus primitives de l'eau froide dans les maladies et sa puissance sur la régénération de l'espèce humaine. Ces monuments, assez considérables, donnèrent lieu à des fêtes, à des ovations.

Le prince de Nassau voulut aussi lui laisser un gage de sa reconnaissance pour sa guérison inespérée : il fit construire à ses frais une route carrossable de Freywaldau à Grœfenberg.

CHAPITRE SEPTIÈME.

CONSIDÉRATIONS GÉNÉRALES.

Après ce fait de pratique, inouï dans les fastes de la science, l'hydrothérapie parut un instant la seul moyen certain de prévenir et de guérir toutes les maladies.

Cette prétention faillit la compromettre de nouveau ; elle fut menacée de s'abîmer sous une avalanche d'une nouvelle espèce de barbares faisant irruption dans le sanctuaire de la science. Eblouis par l'apparente simplicité du moyen, ignorant combien l'application d'un pareil remède exige de connaissances en physique, en physiologie ; incapables d'apprécier la température de l'eau, de l'atmosphère, la relation de la durée des applications avec l'âge, le tempérament, le genre de maladie, certaines personnes appartenant à toutes les conditions de la société, des perruquiers, des confiseurs, des marchands d'eau, crurent pouvoir s'improviser médecins et s'enrichir en offrant la panacée universelle.

C'en était fait de l'hydrothérapie ; elle aurait sombré, il n'en serait pas plus question aujourd'hui que du traitement par la mie de pain, le raisin, les huîtres (diète ostrée). Elle attendrait encore longtemps peut-être qu'un certain hasard amenât, pour la vingtième fois, un charmeur d'eau destiné à la relever de l'oubli qui attend fatalement toute méthode entachée d'exagération ou appliquée par des mains inhabiles.

La loi qui régit l'exercice de la médecine dans tous les pays civilisés dispersa bientôt ces industriels de nouvelle espèce. Heureusement, elle fut recueillie par quelques médecins qui, en considérant, suivant Bacon, le doute comme l'école de la vérité, n'ont pas cru déroger en prenant à un simple paysan des faits qui n'étaient plus des faits isolés, mais des faits nombreux, concluants, capables de faire naître l'espoir de guérison dans une foule de maladies qui paraissaient, avant lui, vouées à une irrévocable incurabilité. Ils ont fourni des ressources précieuses là où le médecin était condamné à l'impuissance et contraint d'abdiquer. Ils ont fait plus : ils ont mis cette méthode à l'abri de toutes les vicissitudes auxquelles n'échappent pas les méthodes les plus rationnelles, en la plaçant sur la base solide des faits et de l'observation.

SECONDE PARTIE.

THÉORIE.

CHAPITRE PREMIER.

SOURCES DE LA CHALEUR VITALE.

Pour expliquer et apprécier exactement les différents effets de l'hydrothérapie sur l'organisme, il est indispensable de connaître les sources de la chaleur vitale; car c'est en développant ce principe de vie que cette méthode curative obtient les résultats les plus importants.

Tous les animaux possèdent une source de chaleur indépendante de l'air ambiant, et qui les empêche d'être soumis, comme les corps inorganiques, à la loi de l'équilibre de la température.

Cette température constante est dévolue à l'organisme, soit comme résultat de la vie, soit comme condition nécessaire à celle-ci.

Jusqu'à la fin du siècle dernier, les physiciens ignoraient complétement les sources de la chaleur animale : il était convenu de la considérer comme une propriété de la vie.

On disait : « La chaleur vitale est une propriété vitale, » comme avant Pascal on disait : « L'eau ne peut monter dans les pompes au-delà de 32 pieds, parce que au-delà de 32 pieds la nature a horreur du vide. » On s'est longtemps contenté de mots.

Le célèbre chimiste Lavoisier entrevit une explication de ce phénomène; il voulut prouver que la calorification était le résultat d'une véritable combustion produite dans le poumon, par la combinaison de l'oxigène de l'air avec le carbone et l'hydrogène du sang veineux. Cette théorie trop chimique était un progrès, sans doute, mais ce n'était qu'entrevoir la vérité.

Des expériences toutes récentes tendent à prouver que le poumon n'est pas le siége de la calorification, que la température du sang qui traverse le poumon s'abaisse, et que l'appareil respiratoire, au lieu de produire de la chaleur, est une cause de refroidissement.

Pendant l'acte de la respiration, l'oxigène se fixe sur les globules du sang, qui, devenu rouge, artériel, est lancé dans toutes les parties du corps par le ventricule gauche du cœur. L'oxigène, mis de cette manière en contact avec les molécules atomiques de la matière organique, se combine à l'instant avec le carbone qu'elles contiennent, et forme l'acide carbonique qui se dissout dans la partie fluide du sang, pour être éliminé du corps par l'exhalation pulmonaire et la respiration cutanée.

Cette combinaison subite s'opère à la fois et d'une façon incessante dans la profondeur de nos organes, dans les parties les plus déliées de la trame organique, où pénètrent les globules sanguins et où s'opère la transformation du sang veineux en sang artériel.

Voilà la source de la chaleur vitale.

Cette vérité a été mise hors de doute par les expériences de M. Pelletan, tendant à démontrer que, toutes les fois que des corps réunis passent d'une combinaison moins intime à une combinaison plus intime, il y a du calorique mis en liberté.

Ainsi, le siége du phénomène le plus important de la vie réside non, comme l'avait prétendu l'école trop chimique de Lavoisier, dans les capillaires du poumon, mais dans les capillaires généraux, c'est-à-dire au milieu de l'entrelacement nerveux, artériel, veineux, où aboutissent les premiers et les derniers éléments de l'organisation. Cette action moléculaire, profonde, imperceptible, incessante, fournit la somme énorme de calorique nécessaire à l'entretien de la vie.

En se servant des calculs de M. Despretz, on voit que le corps d'un adulte dégage en un jour la quantité de chaleur nécessaire pour porter à l'ébullition 4 kilogrammes d'eau. Des expériences ont démontré que le poumon et la peau de cet adulte perdent en vapeur aqueuse un chiffre presque égal, et que la différence est compensée par la perte produite par l'échauffement de l'air exhalé pendant la respiration, les urines et autres excrétions. Cet équilibre de chaleur gagnée et perdue chaque jour laisse le corps de l'adulte à 37 degrés centigrades.

Cette température ne diffère que de 1 degré 9 dixièmes pour l'habitant du Sénégal, soumis à une température de 50 degrés, et l'habitant de la Sibérie, qui est exposé à une température de 48 degrés au-dessous de zéro.

La plus grande déperdition de chaleur qui puisse être supportée ne peut excéder 14 degrés, et l'élévation la plus considérable ne peut dépasser 5 ou 6 degrés, comme Hallé l'a observé dans la fièvre jaune et dans les fièvres intermittentes.

Si cette chaleur est toujours la même au centre, elle se répartit inégalement à la superficie, aux extrémités : elle est moins élevée dans le poumon, elle est plus développée dans les organes parcourus par un grand nombre de vaisseaux ou doués d'une grande activité, et dont l'importance, comme ceux de la nutrition, est plus considérable.

La calorification peut encore subir des modifications, suivant l'état de repos ou d'exercice musculaires et les conditions d'âge.

Chez l'enfant, dont la respiration est vive et soutenue, la température est à 39 degrés; chez le vieillard, qui présente un état tout opposé, la température baisse sensiblement. De plus, on observe chez lui moins de force de résistance au refroidissement. Il suffit quelquefois d'un froid subit de 3 ou 4 degrés pour que des vieillards les plus âgés des hospices soient trouvés morts le matin; on les voit tranquillement couchés dans leur lit, sans symptômes de maladie et même sans autre indice de la mort que le refroidissement général : c'est la mort physiologique, c'est un foyer éteint faute de combustible.

Pour faire bien comprendre l'importance et la théorie de l'hydrothérapie, il est nécessaire de rappeler que le cœur et les grosses artères ne sont pas les seuls agents de la circulation. L'apport et la reprise du sang dans la profondeur de nos tissus ont lieu par des vaisseaux d'une ténuité extrême, que l'on nomme vaisseaux capillaires. Ces vaisseaux ne sont que les dernières extrémités des artères et le commencement des veines. Leur multiplicité et leur entrelacement dans nos tissus sont tels, qu'on ne saurait concevoir, comme dit Bichat, quelques molécules organiques réunies sans des capillaires. Aussi, à la peau, la piqûre d'une aiguille, la plus déliée même, donne-t-elle lieu à l'écoulement du sang, résultat de l'ouverture d'un ou de plusieurs de ces vaisseaux.

La circulation dans ces vaisseaux s'opère à l'aide de leur propriété toute vitale, que l'on nomme leur contractilité. C'est en vertu de cette contractilité que les joues se colorent subitement d'une vive rougeur dans les émotions de la honte et de la colère, et que la muqueuse de l'estomac rougit au moment de la sécrétion du suc gastrique (Béclard).

La circulation dans les capillaires peut se trouver arrêtée par deux causes toutes différentes.

Dans l'inflammation, le sang qui n'a plus ses qualités normales accole ses globules les unes contre les autres et obstrue les vaisseaux ; le sang arrive toujours, mais ses voies de retour sont fermées ; au resserrement contractile des vaisseaux succède un état de dilatation amené par la poussée de l'ondée sanguine contre les parois obstruées. Ainsi se produisent l'engorgement et l'inflammation.

Une autre espèce de dilatation peut avoir lieu : sous l'influence des causes les plus variées survient, chez un sujet, une débilité générale; la contractilité, propriété purement vitale, est diminuée ; les vaisseaux se dilatent, il y a congestion. Cette fois, c'est une congestion passive.

CHAPITRE DEUXIÈME.

APPLICATION DE L'HYDROTHÉRAPIE. — DU MOUVEMENT DE COMPOSITION ET DE DÉCOMPOSITION.

L'hydrothérapie, avec l'eau froide comme moyen d'action, obtiendra la sédation de la partie enflammée, par une application locale, méthodique, du froid, et dans le cas de débilité générale, une excitation, une contraction de tout le système capillaire sous-cutané.

C'est l'explication des effets obtenus par cette médication dans des états diamétralement opposés de congestion active et de congestion passive.

L'action de l'air, comme nous venons de le voir, détermine dans la trame la plus profonde de nos organes la chaleur animale; mais l'air ne produit ce résultat que par la combinaison de l'oxigène avec le carbone et l'hydrogène des tissus dont ces organes sont formés.

La vie ne pourrait se conserver sans le renouvellement incessant de la substance qui compose ces tissus. Ce renouvellement consiste dans un échange continuel entre la substance des tissus et la matière nutritive. Ce phénomène d'assimilation est encore un acte de vitalité, comme c'est aussi une action tout organique que celle par laquelle les tissus se débarrassent des parties que la vie a usées.

En vertu de ce double mouvement de composition et de décomposition, toutes les molécules composant aujourd'hui notre corps seront renouvelées au grand complet dans un temps donné, c'est-à-dire qu'à ce moment nous ne conserverons rien de la matière qui forme à cette heure nos organes. Cet acte de la vie a suggéré au professeur Richerand cette comparaison ingénieuse : que notre corps ressemble au vaisseau des Argonautes, qui, radoubé mille fois dans sa traversée, n'avait plus, au terme de sa course, aucune des parties de sa construction primitive.

Ce double mouvement, très rapide dans le premier âge, est d'autant plus lent que l'homme avance dans la vie. La connaissance de cette propriété de la vie a des applications pratiques très importantes. Ainsi, que le temps pendant lequel le renouvellement complet doit avoir lieu se prolonge au-delà du délai voulu par les lois physiologiques, le sang contiendra les éléments des affections qui feront explosion à un jour donné.

Prenons un seul exemple : la goutte. Chez les sujets disposés à cette maladie, l'usage des boissons spiritueuses retarde la régénération du sang et son renouvellement ; les éléments nutritifs sont plus considérables et sans rapport avec le mouvement de décomposition ; alors le sang charrie la matière de la maladie, et lorsque la saturation est complète, un effort conservateur de l'organisme expulse cette matière au-dehors, et la porte sur les points où elle peut être déposée avec moins de danger. Ces considérations justifient pleinement la proscription générale étendue à toute boisson spiritueuse dans la diathèse goutteuse ; elles font apprécier la valeur d'une médication qui peut opérer la régularisation du phénomène de composition et de décomposition, soit qu'elle élimine par les sudations, soit qu'elle stimule par les moyens excitants, toniques, dont elle dispose.

Au moment où le sang a besoin de recevoir des matériaux nouveaux, destinés à remplacer ceux que la vie a usés, un sentiment instinctif, la faim, nous avertit de ce besoin de l'économie. Une des fonctions les plus importantes est chargée d'extraire des aliments les principes réparateurs pour former le chyle, qui, transporté dans le sang par les vaisseaux chylifères, circule désormais comme partie intégrante du fluide nourricier.

CHAPITRE TROISIÈME.

CONSIDÉRATIONS SUR L'ACTE DE LA DIGESTION.

La physiologie expérimentale a démontré que les aliments doivent être pris dans tous les règnes de la nature, qu'ils doivent contenir tous les éléments nécessaires à la conservation et au développement des organes : le sucre et la graisse, pour remplacer ceux qui entretiennent sans cesse les combustions opérées pendant les actes organiques ; la fibrine, pour nourrir les muscles; les matières terreuses, pour nourrir les os, etc.

Des animaux soumis à des expériences sont morts d'inanition lorsqu'ils étaient nourris exclusivement de gélatine, de fibrine; ceux dont les aliments étaient privés de sels minéraux ont présenté le ramollissement des os et toutes les difformités du squelette que l'on observe dans la maladie du rachitisme.

Ces éléments, dont la réunion est indispensable à la réparation des pertes de l'économie, l'estomac ne les crée pas, il les prépare, et de la perfection de cette fonction dépend la perfection de l'assimilation.

La fonction de l'estomac a toujours été appréciée comme une des plus importantes de l'économie. Sydenham disait : « Le remède qui remplira le mieux l'indication de fortifier les digestions sera le meilleur dans les maladies chroniques, et on pourra avec un tel remède faire des choses auxquelles on ne s'attendait pas. » Ce remède, auquel le plus grand médecin qu'ait possédé l'Angleterre promettait des résultats inespérés, se trouve dans l'ensemble des pratiques hydriatiques appliquées dans les circonstances où l'accomplissement des fonctions digestives paraissait désormais impossible.

La chaleur animale, autrement dit les sources de la vie, étant le résultat simultané et réciproque du mouvement organique et de l'air atmosphérique, il nous reste à traiter de l'air atmosphérique et du régime.

DE L'AIR ATMOSPHÉRIQUE.

L'enveloppe gazeuse de notre planète (océan aérien) s'appelle air atmosphérique.

Ce fluide est élastique, transparent, incolore. Sa pesanteur, pressentie par les anciens, a été démontrée par les expériences de Galilée (1), et appréciée et calculée par toute la surface du globe avec une exactitude mathématique. Des expériences rigoureuses ont démontré que sa hauteur n'excédait pas de beaucoup 56 kilomètres. D'après les évaluations de M. A. de Humboldt, c'est la mesure de la couche solide de notre planète. Les inégalités du sol amènent des différences dans la pesanteur, la densité et la température de l'air.

La relation entre les milieux et la vie se manifeste d'une façon évidente, et les hommes présentent des différences considérables, suivant le climat. « L'homme blanc en Europe, noir en Afrique, rouge » en Amérique, n'est que le même homme teint de » la couleur du climat (Buffon). »

---

(1) Torricelli fut amené, par les vues judicieuses de Galilée sur la pression de l'air, à construire un baromètre un an après la mort de son maître (A. de Humboldt, *Cosmos*, tome II.)

Les habitants des lieux bas et humides présentent des dispositions à l'obésité ; ils sont moins vifs ; les fonctions cutanées se font mal. Au contraire, les montagnards sont vifs, gais, alertes, bien musclés, et leurs poumons fonctionnent avec une admirable facilité.

L'influence de l'air sur le sentiment de la faim a été observée de tout temps. Le froid modéré active la faim ; le froid excessif pourrait en faire une passion délirante. Haller avait signalé ce fait, que les patineurs hollandais étaient sujets à des défaillances, malgré la quantité et la résistance des aliments dont ils lestent leur estomac avant leurs exercices. Les marins doublent leurs provisions de bouche lorsqu'ils partent pour les mers du Nord. Brutus, lieutenant de César, en passant les Alpes, fut pris de boulimie.

La température constamment froide de certaines contrées permet des appétits d'une voracité qui ne se dément jamais. Les Groënlandais, les Kamtchadales dévorent impunément la chair, l'huile des poissons en décomposition. Les sauvages du Nord de l'Amérique, ceux du Canada, de la baie d'Hudson, se nourrissent de la chair palpitante des ours qu'ils viennent de mettre à mort; ils sucent avec délices le sang encore chaud de ces animaux. Dans le Danemark, avec un froid moins rigoureux, le pain, que ses qualités éminemment nutritives ont fait considérer dans tous les pays comme le symbole de la vie, devient insuffisant. Dans ce pays, une condamnation à un mois de pain et d'eau est considérée comme l'équivalent de la peine de mort.

Les hommes soumis à une température élevée, presque toujours égale, respirent moins d'oxigène, la combustion organique est moins considérable, la faim ne se fait pas sentir, malgré les doses énormes de condiments mis en usage. Les seuls aliments possibles sont surtout les fruits, les végétaux qui ne contiennent qu'une faible proportion de carbone; les hommes perdent peu, ne sentent pas le besoin de réparer et peuvent être sobres sans effort.

L'explication de cette influence de la chaleur du climat ne peut reposer seulement sur la moindre quantité d'oxigène respiré, mais sur la loi si bien établie par M. Pelletan : « Que le degré d'énergie de nos organes est en proportion des courants de calorique qui les traversent, et que l'activité de ces derniers est d'autant plus grande que les influences extérieures soutirent à l'économie plus de calorique. »

Cette loi est confirmée par W.-F. Edward, qui, étudiant l'influence des saisons sur les animaux à sang chaud, a constaté que l'élévation soutenue de la température extérieure diminue la faculté de produire de la chaleur, et que l'état opposé de l'atmosphère augmente cette faculté.

Ce savant physiologiste a encore déduit de ses

expériences que les animaux à sang froid résistent plus ou moins aux causes mortifères, selon qu'ils vivent dans un milieu modérément froid ou dans un milieu chaud.

Cette influence de l'uniformité d'une température élevée se manifeste même dans les âges géologiques, où l'on voit dans les productions végétales et les productions animales la diversité des formes de la vie croître avec la diversité des circonstances climatologiques.

On peut déjà facilement déduire de ces faits acquis à la science de la biologie dans ce qu'elle a de précis, d'immanent, toute la valeur de l'abaissement de température de l'air atmosphérique pour activer la digestion et l'assimilation, toute la valeur d'une soustraction de calorique faite chaque jour à l'économie pour imprimer à nos organes tout le degré d'activité nécessaire à l'entier accomplissement de ces fonctions.

DU RÉGIME.

L'hydrothérapie n'avait pas encore fixé l'attention sur la valeur du régime dont elle tire ses principales ressources, et la physiologie expérimentale n'avait pas encore annoncé ses résultats, que l'empirisme avait déjà fait connaître ce que l'on peut obtenir en modifiant profondément les lois de la nutrition.

Les engrais abondants bien choisis transforment

une racine dure, coriace, en un aliment sucré, savoureux. Les fruits subissent une véritable métamorphose, car on ne peut reconnaître dans la pomme sauvage, petite, sans chair, d'un goût âcre, insupportable, l'ancêtre de la pomme à la couleur vermeille, au péricarpe charnu, sucré, délicieux. Les fleurs, par des semis intelligents, présentent des pétales plus variés, des parfums plus suaves.

On connaît les singuliers résultats auxquels sont arrivés, dans ces derniers temps, les éleveurs d'animaux, qui ont pour ainsi dire modelé les races à toutes les exigences de l'industrie, de l'agriculture et de la consommation. Ils sont parvenus à créer des races sans cornes, à développer telle partie du corps plutôt que telle autre. Ainsi, après quinze années d'essais, Bakewell, simple fermier de la paroisse de Dishley, put montrer une race nombreuse de bœufs, dont la tête et les os étaient réduits aux plus petites dimensions, les jambes courtes, la panse étroite, la peau fine et souple, tandis que la poitrine était vaste, l'intervalle qui sépare les hanches largement développé, et les masses musculaires si considérables, qu'elles formaient seules plus des deux tiers du poids total de l'animal. Tout l'art de Bakewell consistait dans l'emploi simultané de deux moyens : l'accouplement d'animaux de choix dans la génération, et plus tard un régime convenable. Son art, purement empirique, était devenu un système entre ses mains, et il l'avait réduit en principes.

L'éleveur agit sur des êtres privés de raison, sur des instruments passifs de sa volonté, et peut apporter, à son gré, tous les changements de forme qui nous étonnent.

Il n'en est pas de même pour l'homme, qui, vu sa liberté, n'oppose que trop souvent sa volonté aux efforts qui sont tentés pour son amélioration. Mais avec les seuls moyens dont il soit possible de disposer, l'homme peut subir des changements tels, qu'il parvient à augmenter la force musculaire, à diminuer l'embonpoint, à développer spécialement un seul organe, à modifier profondément son être.

On sait qu'il existe en Angleterre des athlètes qui se livrent à la lutte, à la course à pied ou à cheval; ce sont les boxeurs, les coureurs et les jockeys. Pour exercer leur profession avec succès, ces hommes se préparent par des pratiques particulières, appelées l'entraînement et la condition.

Il y a en Angleterre des entraîneurs célèbres, comme des coureurs et des boxeurs célèbres. Cette réputation d'entraîneur n'est pas dédaignée par quelques membres de familles aristocratiques, ni par des hommes distingués dans leur carrière politique ou industrielle.

Le régime se compose, pour les coureurs et les boxeurs, de deux opérations distinctes et successives. On commence par débarrasser le corps de la graisse et du superflu des liquides qui abreuvent le tissu cellulaire ; on y parvient à l'aide des purgatifs, des sueurs et de la diète.

On sait d'un jour à l'autre ce que l'homme entraîné peut perdre ; on lui permet alors une alimentation convenable, et, à la suite d'un pareil traitement, le coureur est devenu non seulement moins pesant, mais mieux portant et plus fort. Il ne pouvait courir l'espace de 1 mille sans perdre haleine ; après l'entraînement, il court facilement 25 milles. Il y a en Angleterre des coureurs qui font 25 milles par jour à reculons, pendant six semaines de suite.

Les aliments destinés à l'homme de la lutte sont pris parmi ceux qui, sous un petit volume, fournissent aux organes des matériaux essentiellement réparateurs. On s'attache uniquement à développer les muscles, on reporte sur eux le mouvement nutritif, afin de les rendre susceptibles de se contracter d'une façon extraordinaire sous l'influence du choc électrique, de pouvoir soutenir avec sang-froid et avec une grande égalité d'âme une lutte d'une heure et demie, pendant laquelle un lutteur, s'il tombe, doit pouvoir se relever jusqu'à trente fois.

Les entraîneurs parviennent à prévenir les gonflements, les ecchymoses qui suivent ces fameux coups de poing. C'est pour avoir négligé ces précautions que, dans une lutte mémorable, où des sommes considérables étaient engagées, un boxeur américain, d'une force plus qu'herculéenne, et qui ne devait rencontrer aucun adversaire digne de lui, fut néanmoins vaincu : le gonflement des yeux et des paupières le força bientôt à renoncer au combat.

Voilà l'influence de l'alimentation et du régime prouvée sur les plantes et les animaux.

Il n'était pas sans intérêt de faire voir qu'avec les seules ressources de l'empirisme, dans le but unique de satisfaire sa passion du jeu ou sa curiosité, l'homme lui-même pouvait subir de notables modifications, afin de faire pressentir que l'homme ne devait pas seulement perfectionner les animaux comme ses machines, mais qu'avec la science et avec un mobile plus élevé, il pouvait parvenir à se rapprocher « de ce type primitif que l'esprit humain se plaît à constituer dans sa pensée comme le chef-d'œuvre et le résumé de la création (1). »

CHAPITRE QUATRIÈME.

IMPORTANCE DE LA PURETÉ DE L'AIR.

La condition de pureté de l'air atmosphérique n'a pas moins d'importance que celle de sa condensation et de sa température. Pour être respirable, l'air doit être constamment renouvelé, afin de rem-

(1) Morel, *Traité des Dégénérescences.*

placer l'oxigène utilisé et de perdre l'acide carbonique produit dans l'acte de la respiration.

Voici un fait consigné dans l'histoire des guerres des Anglais dans l'Inde, qui peut donner une idée des dangers attachés à l'air confiné. Cent cinquante-six prisonniers furent enfermés dans une chambre de vingt pieds carrés, qui n'avait d'autre ouverture que deux petites fenêtres donnant sur une galerie. A deux heures du matin, il n'y en avait plus que cinquante vivants. A la pointe du jour, lorsque la prison fut ouverte, de cent cinquante-six hommes qui avaient été enfermés, il ne s'en trouva que vingt-trois vivants; ils étaient dans l'état le plus déplorable qu'on puisse imaginer.

Outre le renouvellement incessant de l'air, il importe d'éviter le rivage des fleuves, de rechercher les collines abritées des vents du nord et richement accidentées; dans l'été, l'air de la mer, « qui baigne et pénètre le corps. » L'heure la plus favorable de la journée est celle où la température est moins élevée en été et moins froide en hiver.

L'influence de la pureté de l'air a une part assez large dans l'ensemble des moyens conseillés par l'hydrothérapie pour arriver au développement de cet appétit dont les délices et la vigueur étaient le plus souvent inconnues de ceux qui sont soumis au traitement. Néanmoins, cet appétit impose quelquefois certaines réserves. Les repas ne doivent pas être composés suivant une formule invariable, et les progrès récents de la physiologie fournissent des données précieuses pour fixer le choix de certains aliments, suivant des indications spéciales.

CHAPITRE CINQUIÈME.

CONSIDÉRATIONS SUR LE CHOIX DES ALIMENTS DANS QUELQUES AFFECTIONS PARTICULIÈRES.

Ainsi, les expériences ont démontré que les substances albuminoïdes qui se trouvent réunies dans la chair des animaux peuvent être immédiatement absorbées dans l'estomac; d'où l'indication de recommander une alimentation principalement animalisée dans certaines affections de ce viscère.

On sait que les corps gras descendent dans le duodenum, où ils se mêlent au suc pancréatique, à la bile, dont ils provoquent une secrétion plus abondante; d'où le précepte d'insister sur l'abstinence de ces substances dans les affections du pancréas et du foie.

S'il s'agit de la diathèse tuberculeuse, de la phthisie pulmonaire et chronique, où les globules du sang sont fort diminués, il faut nourrir avec des graisses faciles à la digestion et à l'assimilation, afin de reconstituer des globules et de porter leur nombre à l'état normal.

On peut venir au secours de quelques constitutions profondément altérées, alors que le temps presse, comme dans le cas d'épuisement, à la suite de défaut de contractilité de l'estomac, de diarrhées chroniques, de lienteries, en faisant avaler en bols, en pilules, de la viande crue réduite en pâte.

S'il s'agit de constitutions albumineuses qu'il faut changer en fibrineuses, on recommandera d'éviter les féculents, les viandes de veau, d'agneau; au contraire, les légumes herbacés, les poissons, les viandes noires grillées, devront être la base de l'alimentation.

Enfin, arrive le moment où l'ensemble du traitement a augmenté les forces vitales, et où les aliments peuvent être pris indistinctement parmi ceux qui se trouvent sur la table des personnes qui sont en pleine jouissance d'une robuste santé.

Les vêtements ne doivent pas être trop lourdes, parce qu'ils entretiennent la peau dans un état continuel de moiteur, deviennent une cause d'épuisement et empêchent de se livrer au moindre exercice.

Un lit trop chaud, trop mou, présente le même inconvénient de fatiguer, d'empêcher le retour de la contractilité et le mouvement organique et vital intérieur que le traitement détermine. Cette recommandation s'applique surtout aux affections de l'utérus, et elle a une importance assez considérable dans toutes les circonstances où les individus présentent une tendance, une disposition au tempérament scrofuleux.

Un exemple rapporté par Borden donne un certain intérêt à cette recommandation. Un pauvre petit mendiant, qui avait été bien portant tant qu'il était à peine couvert de quelques haillons, qu'il marchait pieds nus, qu'il couchait maintes fois à la belle étoile et vivait des aumônes qu'il ramassait aux Thermes, mourut par suite des progrès de la scrofule, lorsqu'une princesse l'eut pris en intérêt, l'eut fait coucher dans les lits les plus moelleux et l'eut nourri avec les friandises les plus recherchées.

EXERCICE, MOUVEMENT.

Sous l'influence d'un repos condamné par toutes les lois hygiéniques et religieuses, l'homme n'éprouve qu'incomplétement le sentiment de la faim, ses fonctions languissent, l'ennui qui gagne tout individu qui n'a pas le sentiment d'un devoir accompli se change en véritable hypochondrie ou lippemanie.

L'homme qui obéit à la loi du travail se trouve dans des conditions tout opposées. Les contractions musculaires, en donnant à la fibre plus de vitalité, de tonicité, augmentent les facultés assimilatrices et désassimilatrices, rendent plus complet le cercle de la nutrition, et cet homme se rapproche de l'état normal.

Le travail des champs serait sans doute le plus

approprié à la nature de l'homme, dont il prolonge les jours ; mais il n'est pas possible pour tous, et il doit être remplacé par des exercices, tels que la marche soutenue, quelques travaux manuels, tout en observant une certaine mesure relativement à l'augmentation de la circulation chez les personnes disposées à l'oppression.

La gymnastique est un mode d'exercice que l'on doit employer ; mais il faut que les jeux choisis ne déterminent pas de violentes secousses. Dans la variété des appareils dont l'art de la gymnastique dispose, il en est quelques-uns qui offrent de précieuses ressources, quand il s'agit de rendre la souplesse à des parties qui souffrent depuis longtemps. Cette gymnastique médicale devient également utile dans le traitement d'adhérences anciennes.

L'exercice passif du cheval et de la voiture ne peut être conseillé que dans les cas tout exceptionnels où la marche et le travail deviennent impossibles.

La danse, qui n'est de nos jours qu'une marche cadencée, peut tenir une grande place dans les exercices, surtout parce qu'elle exige le concours de la musique. Il ne faut pas oublier qu'au milieu de la joie, des plaisirs, des douces et agréables sensations, les fonctions vitales et organiques s'exécutent avec plus de facilité et de puissance.

CHAPITRE SIXIÈME.

DE L'EAU ADMINISTRÉE INTÉRIEUREMENT.

C'est pendant le travail et les exercices que Priesnitz faisait boire les énormes quantités d'eau froide qui ont valu, dans l'origine, tant de critiques à sa pratique.

A Grœfenberg, l'eau était prise à l'intérieur suivant une formule invariable, et si, chez tant de malades atteints d'affections si diverses, l'eau ainsi administrée n'a eu que l'effet sédatif, délayant, elle devait ses avantages à sa pureté et à la tonicité attachée à sa température froide.

Une autre précaution, c'était de boire cette eau par demi-verrée, à des intervalles qu'il indiquait et avec la condition expresse de continuer l'exercice.

Non seulement ce mode d'administration de l'eau a pu être continué avec une complète impunité, mais, en activant les sécrétions des organes éliminateurs, il a produit l'expulsion de graviers volumineux, la guérison d'inflammations chroniques des voies urinaires, etc. Ces résultats n'ont cessé d'étonner que depuis les explications fournies par la physiologie.

Le repos est par lui-même une cause de refroidissement, qui peut être augmentée par l'introduction d'une certaine quantité d'eau froide. Si cet abaissement de la température normale dépasse certaines limites, toutes les fonctions se ralentissent, moins celle des reins, et des congestions peuvent s'opérer vers des organes importants, notamment vers les poumons, les bronches.

Si, au contraire, le mouvement n'est pas interrompu, la circulation continue à rester active, l'exhalaison pulmonaire, les fonctions de la peau sont augmentées, et alors cette eau, cette boisson froide réunit l'avantage de remplacer les liquides perdus par les sueurs, de passer dans le sang qu'elle rafraîchit, et d'imprimer à tout l'organisme un degré de tonicité qui se manifeste par un sentiment de bien-être général.

Les avantages ou les inconvénients de l'eau froide sont donc une question de mouvement ou de repos.

Il est pourtant certaines considérations dont le médecin doit tenir compte dans la pratique hydriatique. La même quantité d'eau n'est pas également bien supportée; elle peut distendre chez un sujet faible les parois de l'estomac, diminuer sa vitalité et provoquer des dérangements en maintenant l'estomac au-dessous de l'excitation qui lui est nécessaire.

Le goutteux et l'homme dont le sang est déglobulisé ne peuvent être traités de la même manière pour ces quantités d'eau. De plus, si le goutteux doit s'abstenir de toute boisson spiritueuse, le chlorotique ne doit pas être soumis à cette privation d'une façon aussi absolue. Non seulement l'hydrothérapie peut parfaitement s'allier avec un usage convenablement dirigé du vin, mais avec quelques médicaments, dont elle favorise l'assimilation, que certaines conditions avaient rendue jusqu'alors incomplète ou impossible.

La même différence existe quand il s'agit de régler l'usage de l'eau froide et la température des aliments. Chez le plus grand nombre des malades soumis au régime de l'hydrothérapie, la température des aliments peut ne pas imposer d'autre règle que celle des habitudes reçues. Cependant on observe, chez quelques individus atteints de névroses, des digestions accompagnées de chaleur au visage et de refroidissement des pieds. Le régime froid retarde et diminue l'accélération du pouls pendant la digestion, et doit être un des moyens employés pour régulariser cette déviation de la circulation.

CHAPITRE SEPTIÈME.

DE LA SUDATION.

L'hydrothérapie consiste dans l'emploi méthodique de l'eau, du régime et des sudations.

Le procédé à l'aide duquel on provoque la transpiration s'appelle sudation.

La sudation n'est pas, comme on l'a pensé, tellement inséparable de l'hydrothérapie, qu'on ne puisse concevoir celle-ci sans les sueurs. En généralisant ce moyen, il serait souvent nuisible, et il doit répondre à certaines indications.

Il est employé comme dépuratif, si l'indication se présente de rendre plus parfait le mouvement de composition et de décomposition interstitielle. Les cures les plus remarquables de l'hydrothérapie peuvent être attribuées aux sudations sagement combinées avec l'usage de l'eau froide à l'extérieur et suivies d'exercice obligatoire.

Indépendamment de son action dépurative, la sudation détermine une révulsion sur la peau et favorise les applications de l'eau froide.

C'est l'application de l'eau froide sur la peau couverte de sueur qui inspire le plus d'aversion, qui soulève le plus d'objections. Il semblerait que les quarante années d'existence que compte l'hydrothérapie, l'exemple de toute la race slave, l'exemple de tous les peuples anciens et particulièrement du peuple romain, qui a témoigné le plus de bon sens pratique, auraient dû rendre inutiles les explications théoriques capables de déraciner un préjugé qui forme encore l'obstacle le plus sérieux à la vulgarisation d'une médication aussi puissante que celle qui est offerte par cette partie de l'hydrothérapie. Mais les explications de la science sont encore nécessaires.

Un homme marche à grands pas dans une vaste

plaine exposée à toutes les agitations atmosphériques. Ses muscles se contractent avec énergie et presque tous à la fois ; ils expulsent le sang contenu dans les vaisseaux capillaires et dans la trame organique ; il y a augmentation de toutes les sécrétions, la peau est rouge, la sueur coule. Le sang, poussé avec violence, engorge les poumons, s'accumule dans le cœur ; la respiration est courte, haletante ; le foie, la rate se gonflent. Que dans cet état cet homme soit plongé dans un bain froid : aussitôt le sang, qui affluait vers la peau, rebrousse chemin, et la congestion du cœur et du poumon s'augmentent. Si cet homme ignore les précautions à l'aide desquelles il peut au moins atténuer les conséquences d'un pareil état, il est exposé à tous les accidents que les annales de la science enregistrent chaque année.

Ainsi, cet homme aura une angine, un catarrhe, une pneumonie, suivant que le sang refoulé ira congestionner un organe d'autant plus débilité, qu'il aura plus perdu de sa puissance de contractilité par suite d'inflammations antérieures plus fréquentes.

La maladie de cet homme n'est donc pas le résultat de la sueur, mais de la congestion du cœur et du poumon, que l'exercice amène naturellement, et la nature de cette maladie dépendra de l'état du sang et de certaines prédispositions individuelles.

Le choix des moyens employés en hydrothérapie

pour provoquer les sueurs exclut la possibilité des congestions du cœur et du poumon ; ils n'accélèrent d'une façon notable ni la circulation ni la respiration. Le seul agent capable de remplir ce but, et, d'ailleurs, le seul modificateur vraiment sudorifique, est le colorique appliqué sur la peau.

Plusieurs procédés sont mis en usage.

L'enveloppement dans plusieurs couvertures disposées de façon à concentrer autour du corps toute la somme de calorique qui s'en dégage par rayonnement. Ce procédé est long; la peau supporte souvent mal le contact de la laine.

Il en existe un autre, qui consiste dans l'enveloppement préalable avec un drap imbibé d'eau froide et tordu. C'est l'invention de Priesnitz, qui, pour justifier sa préférence pour ce moyen, disait : « Pour que la sudation soit salutaire, il faut qu'elle » soit active ; il n'y a que la chaleur animale qui » puisse produire ce résultat. »

Cet enveloppement dans le drap mouillé offre une précieuse ressource dans quelques maladies aiguës, où la première indication est de s'opposer à l'élévation morbide de la chaleur. Aussitôt après l'application du drap mouillé, la figure perd de sa rougeur et devient fraîche, la circulation se ralentit, et l'on peut constater aux artères temporales une diminution qui n'est quelquefois pas moindre de quinze pulsations ; la soif s'apaise et le sommeil devient possible. Quand ce procédé doit amener la sudation, il doit être préféré dans les maladies du foie, de la rate, du tube digestif, lorsque se présente l'indication de ne pas laisser dans une position décline les articulations engorgées, les ankyloses.

Le temps nécessaire à l'apparition de la sueur varie beaucoup avec ce procédé. Quelquefois un certain état d'atonie de la peau semble y mettre obstacle, et l'attitude forcée qu'il impose le fait proscrire chez les sujets affectés d'asthme, de battements de cœur, ou présentant quelques symptômes hystériformes.

Enfin le plus prompt, celui qui trouve le plus d'indications, est l'étuve sèche, préférable à l'étuve humide, parce que la saturation de l'air par la vapeur, empêchant l'évaporation d'avoir lieu à la surface de la peau, exige une température plus élevée. Or, cette élévation plus grande de la température de l'étuve humide est souvent nuisible aux individus sujets à la syncope, au battement de cœur.

L'étuve sèche consiste tout simplement en une chaise élevée sur laquelle se place le malade, que l'on entoure de couvertures, puis d'un manteau en tissu imperméable; au-dessous de la chaise brûle une lampe à esprit de vin garnie de plusieurs becs.

Quel que soit le procédé opératoire, la tête doit toujours rester libre, un air libre doit circuler autour du malade, qui doit prendre de l'eau fraîche par demi-verrée tous les quarts d'heure, dès que la sueur commence à se manifester.

Dans les enveloppements avec les couvertures, connus sous le nom d'emmaillottements, le calorique ne peut dépasser certaines limites; il n'en est pas de même dans l'étuve sèche, où la température peut s'élever suivant le nombre des becs allumés.

La règle à suivre est de se rapprocher de la température des pays chauds. On sait que sous les tropiques, la chaleur normale de l'homme dépasse d'un degré la chaleur de l'homme vivant sous le ciel glacé de la Sibérie. En se réglant sur la limite de la température des pays chauds, on suit les indications fournies par la nature, et l'on ne peut craindre de déterminer ni une trop vive excitation de la peau, ni une trop haute élévation de température, ni une trop grande accélération du pouls.

La durée et la fréquence des sudations doivent varier suivant que la nature des maladies exige une modification profonde des éléments du sang, en présentant au plus vaste émonctoir de l'économie les principes morbides qu'il contient.

On a, sans doute, dit Bichat, exagéré la médecine humorale, mais elle a des fondements réels, et, dans une foule de cas, on ne peut disconvenir que tout se doit rapporter aux vices des humeurs. Les sudations et les purgations, que l'on peut appeler des sudations internes, font partie du traitement qui compte le plus de guérisons inespérées.

En hydrothérapie, les sudations dirigées pendant un temps assez long et à des intervalles convenablement ménagés conviennent surtout dans les maladies chroniques : les rhumatismes, la goutte chronique, où la cause est si inhérente et se régénère si facilement ; dans toutes les affections dont la radication aboutit à ce que *nous absorbons où nous n'excrétons pas.*

La sudation, quel que soit le mode employé pour l'obtenir, doit être suivie de l'application de l'eau froide. C'est à l'emploi sagement combiné de ces applications que les malades doivent de pouvoir supporter, sans être épuisés, des transpirations abondantes, que la peau peut être fortifiée et peut être mise à l'abri des accidents qui pourraient résulter du contact de l'air froid.

CHAPITRE HUITIÈME.

APPLICATION DE L'EAU SUR LA PEAU.

Le bain d'immersion, à moins de contre-indication momentanée, doit être préféré aux autres moyens. Les bassins doivent être assez vastes pour que le malade puisse exécuter quelques mouvements, même se livrer à la natation. La température de l'eau ne doit pas s'élever au-dessus de 10 degrés ni être au-dessous de 6. Quant à la durée, elle est soumise à trop de conditions variables pour qu'il soit possible de l'indiquer, même approximativement. Elle peut n'être que de quelques secondes, ou aller au-delà de trois minutes.

La description des phénomènes observés chez l'homme soumis à un bain froid ne peut être plus exacte, plus heureuse que celle que nous empruntons à M. Begin :

« A l'instant où l'on se précipite dans l'eau, on » éprouve une vive sensation de refoulement des » liquides dans les grandes cavités et spécialement » dans le thorax; la respiration est haletante, en» trecoupée, très rapide, il semble qu'incessam» ment elle ne pourra plus s'exécuter; la peau est » pâle, le pouls concentré, petit, profond et dur; » tous les tissus sont rigides; on ne tremble pas, » mais il existe un spasme universel avec lequel se » concilie à peine la régularité du mouvement. » Après deux ou trois minutes, le calme renaît et » succède à cet état pénible et presqu'insuppor» table.

» La respiration s'agrandit, le thorax se dilate, » les mouvements sont devenus libres et faciles, la » chaleur se répand sur la peau, toutes les fonctions » musculaires sont vives, légères et assurées; on » croit sentir que les téguments et les aponévroses » sont appliqués avec plus de force sur les muscles, » et que ceux-ci, mieux soutenus, agissent avec » plus de précision, plus de force, plus d'énergie » que dans l'état naturel. Bientôt une vive rougeur

» couvre toute la surface du corps, une sensation » très prononcée et très agréable de chaleur se » répand sur la peau ; il semble que l'on nage dans » un liquide élevé à 30 ou 36 degrés de chaleur ; le » corps semble vouloir s'épanouir, afin de multi- » plier les surfaces de contact ; le pouls est plein, » grand, fort, régulier ; peu de sensations sont » aussi délicieuses que celles qu'on éprouve en ce » moment. Tous les ressorts de la machine ani- » mée ont acquis plus de souplesse, plus de vigueur » et de fermeté qu'ils n'en avaient précédemment ; » les membres fendent avec facilité le liquide qui » ne leur offre plus aucune résistance, on se meut » sans effort, avec vivacité et surtout avec une » légèreté inconcevable. Cette sensation, ou plutôt » cet état, dure quinze ou vingt minutes ; le bien- » être diminue ensuite graduellement, et bientôt le » froid se fait ressentir. Alors, si l'on ne s'empresse » de sortir de l'eau, des frissons et bientôt après » un tremblement général s'emparent de la » machine ; les mouvements deviennent si péni- » bles, que certaines personnes courraient le dan- » ger de se noyer, surtout lorsque le bain se prend » dans un fleuve profond. Il ne faut donc jamais » attendre le renouvellement complet du froid et » la chute entière de la réaction. »

La parfaite exactitude de cette description l'a fait citer dans un grand nombre d'ouvrages, publiés sur l'hydrothérapie et les affections scrofuleuses.

Rappellerai-je ici que, par l'expérience des immersions dont j'ai été témoin depuis plusieurs années, et que j'ai pratiquées moi-même, j'ai pu constater l'exactitude des effets physiologiques décrits par M. Begin, et que cette longue habitude de l'eau froide n'émousse pas les sensations de bien-être qu'elle fait éprouver chaque jour ?

CHAPITRE NEUVIÈME.

THÉORIE.

Pour démontrer les lois physiologiques qui règlent les applications de l'eau froide à l'extérieur, il faut se représenter un individu soumis dans une séance à une des pratiques les plus ordinaires de l'hydrothérapie.

Le sujet, placé dans les conditions les plus favorables de la chaleur de la peau, de la circulation, de la respiration, reçoit une douche d'eau froide qui enveloppe presque instantanément toutes les parties de son corps.

La peau, par ses nerfs, reçoit une impression vive qu'elle transmet aux centres, et ceux-ci, par une puissance réflexe, la font agir sur l'irritabilité motrice du corps et la font arriver aux fibres contractiles de la périphérie. La contraction des capillaires s'opère par ce fait de l'innervation, et cette contraction est favorisée, suivant une mesure que les lois de la physiologie ne peuvent encore préciser, par la soustraction du calorique.

Cet acte de spontanéité vitale constitue, pendant la durée de l'application de la douche, une véritable réaction indépendante de celle qui suivra.

Cette réaction se manifeste par une plus grande énergie imprimée aux fonctions qui sont la source de la chaleur animale. Ainsi, le cœur, par des mouvements plus forts, plus rapides, provoque le retour du sang expulsé des capillaires par leur contraction. La respiration, d'abord comme arrêtée, se reproduit tout-à-coup par de vastes et longues inspirations, d'où une plus grande oxygénation du sang lorsqu'il arrive aux capillaires, combustion d'autant plus grande que ces mêmes capillaires, par leur contractilité excitée, ont acquis plus d'activité organique.

A ces effets de l'application de la douche se joindront ceux dont l'hydrothérapie dispose, avec les appareils qui se trouvent dans les établissements.

Si l'eau a une grande force de percussion, si son volume est assez considérable, son action ne se bornera pas aux tissus de la périphérie : elle atteindra les tissus situés plus ou moins profondément ; elle fera, en plus, l'office d'un véritable massage.

De plus, ces pressions exercées tantôt sur un point, tantôt sur un autre, et portées alternativement du premier au second, détermineront encore une plus grande affluence du sang dans les capillaires, une augmentation de leur contractilité, et concourront à l'effet excitant du froid, c'est-à-dire du mouvement vital de la réaction.

Cette réaction, ainsi augmentée, sera prolongée par les frictions, les mouvements et l'exercice. Enfin se manifestera ce signe qu'un changement favorable important s'est opéré dans toute l'économie, et ce sera un sentiment de bien-être, de force, d'expansion, de sensibilité particulière de la peau, qu'il est difficile de définir encore par aucun nom.

L'influence de ces pratiques hydrothérapiques, assez longtemps continuées et répétées à des intervalles convenablement espacés, a déjà produit, depuis l'apparition de l'hydrothérapie, les changements, les transformations les plus extraordinaires dans les tempéraments, les transmissions héréditaires, la composition du sang et l'innervation.

Maintenant, l'hydrothérapie comporte-t-elle, plus que toutes les autres sciences, des règles précises?

Comme tous les moyens qui se rattachent à l'art de guérir, l'hydrothérapie exige une longue et laborieuse pratique, l'esprit d'observation et un tact bien exercé. On se fait une main hydrothérapique comme on se fait une main chirurgicale.

Il existe cependant des notions physiologiques positives qui peuvent servir de base, de règles à cette médication.

L'application de l'eau froide détermine un mouvement vital, une réaction qui est en rapport avec la température de l'eau, la durée de cette application et la puissance des procédés mécaniques mis en usage.

Au-dessus de 14 degrés, la réaction est difficile à produire et n'est pas assez énergique. Ce principe, fondé sur des expériences parfaitement exactes, exclut la possibilité de se servir des eaux des fleuves, dont la température peut varier de 1 degré en hiver à 24 degrés en été, c'est-à-dire la température tiède.

L'eau des sources à 8 ou 10 degrés offre les conditions de température les plus convenables et les plus faciles à obtenir. S'il est possible de trouver une source à une température plus basse, la réaction est plus prompte. La durée de l'application exige des précautions pour n'être pas déprimente, et doit être proportionnée à la température.

Après l'emploi des précautions préliminaires destinées à diminuer la trop grande impressionnabilité et arriver à une espèce d'acclimatement, les applications d'eau froide sont graduées d'après la puissance de réaction qui augmente chaque jour.

L'éxpérience a prouvé que la sensation éprouvée pendant la durée de la douche était d'autant plus agréable et la réaction d'autant plus facile et plus prompte, qu'au moment de se soumettre aux applications de l'eau froide la température du corps était plus élevée.

Est-il besoin de rappeler que le contact de l'air froid sur le corps en sueur n'ayant aucun des effets physiologiques des applications de l'eau froide, on doit toujours procéder dans des appartements chauffés à une température constante ?

C'est à l'aide seulement d'une installation complète de tous les appareils, et d'une pression d'eau considérable, que l'on obtient un des effets les plus actifs de la douche : je veux parler de la force de percussion.

Dans un grand nombre de cas de chlorose, d'anémie, d'atonie générale et de névrose consécutive, d'engorgements de la rate et du foie, quand la peau est pâle et flasque, qu'il importe de ne pas soustraire une grande somme de calorique, parce que la puissance de la réaction est peu considérable, il faut une douche ayant une grande force de percussion, et, de plus, il faut déterminer par la pression un massage, comme le pourrait faire la main la mieux exercée.

C'est l'avantage de pouvoir se servir de cette force de percussion qui assure le succès de certaines douches ayant déjà échoué, soit qu'elles aient été moins heureusement dirigées, soit que leur force de percussion ait été trop peu considérable pour déterminer les effets généraux, nécessaires à la résolution d'une affection.

Les douches en nappes, au contraire, seront administrées aux individus irritables, au début du traitement chez les femmes nerveuses, susceptibles d'éprouver quelques-unes des mille formes de l'hystérie.

Cette différence entre les effets de la douche, quand la percussion doit avoir une si grande importance, et la douche telle qu'on peut l'obtenir avec une installation vicieuse ou seulement incomplète, explique l'insuccès et le découragement des personnes qui croient devoir obtenir nécessairement tous les avantages d'un traitement convenablement dirigé, parce qu'elles auront installé des appareils à peu près semblables à ceux qu'elles ont rencontrés dans les établissements hydrothérapiques. Elles n'ont pas suffisamment réfléchi qu'indépendamment de la direction toute médicale, il y a le plus souvent pour elles impossibilité absolue d'avoir l'eau à une température invariablement froide et de disposer de l'énorme volume d'eau exigée pour que le but soit complet.

CHAPITRE DIXIÈME.

RÈGLES QUI DOIVENT GUIDER DANS L'EMPLOI DE L'EAU A L'EXTÉRIEUR.

Existe-t-il pour le médecin un signe à l'aide duquel il soit possible de reconnaître chez le sujet soumis au contact de l'eau froide que cet acte de spontanéité vitale, en vertu duquel sont activées toutes les fonctions concourant à la production de la chaleur vitale, va bientôt avoir atteint son plus haut point d'extension ?

S'il n'existe pas encore de réactionomètre, il est pourtant certains signes qui ne permettent pas à un œil exercé de ne pas reconnaître le moment où il doit s'arrêter. La peau est devenue rouge dans la plupart des cas, ou au moins elle s'est colorée en proportion de ce qu'il a pu être jugé de sa susceptibilité de rougir par l'examen qui en aura été fait avant la douche. L'attitude du sujet, l'énergie qu'il déploie en se frictionnant, l'état de la respiration, suffisent pour guider le médecin. Il est pourtant impossible de ne pas reconnaître que la durée de la douche est ce qui exige le plus d'attention pour atteindre le but et ne pas le dépasser.

Le médecin est encore aidé dans cette appréciation délicate par l'étude qu'il a pu faire des forces du sujet pendant le temps plus ou moins long du noviciat auquel sont soumis tous les malades au début du traitement. Il en est peu qui puissent recevoir d'emblée les douches les plus énergiques ; et, dans les frictions auxquelles ils sont soumis, il est facile de reconnaître de quelle somme de résistance au froid peut disposer celui qui sera bientôt soumis à une douche complète.

Soit comme moyens adjuvants, soit pour répondre à certaines indications, il existe quelques procédés employés en hydrothérapie pour localiser l'action de l'eau froide. Ce sont : la ceinture mouillée, les bains de siége, les douches ascendantes, les bains de pieds froids ; l'usage de ces moyens partiels varie suivant les indications, et leur importance est proportionnée au discernement avec lequel ils sont employés.

TROISIÈME PARTIE.

APPLICATION DE L'HYDROTHÉRAPIE.

CHAPITRE PREMIER.

HYGIÈNE.

Nous venons de voir comment les sources de la chaleur vitale, développées dans la trame la plus intime de nos organes, étaient augmentées par l'usage méthodique de l'eau froide, secondé du régime et du mouvement; cet accroissement du principe de vie fournit à l'organisme entier une plus grande force de résistance à opposer aux causes nombreuses qui tendent sans cesse à troubler l'harmonie des fonctions, autrement dit la santé.

C'est à ce titre que l'hydrothérapie peut revendiquer la part la plus large parmi les agents hygiéniques.

Les fonctions de la peau, comme une des plus importantes de l'économie, ne sont jamais ou suspendues, ou simplement modifiées, sans provoquer des affections souvent très graves.

Il ne doit pas être question ici de la malpropreté, qui dégrade l'homme au physique comme au moral, et qui d'ailleurs n'est plus dans nos mœurs, mais des modifications apportées, par les préjugés, le luxe et la mollesse, aux fonctions chargées principalement de multiplier nos rapports avec les corps ambiants, et en *particulier* avec l'atmosphère.

On rencontre chaque jour des personnes qui reculent devant la plus petite impression de froid ; elles sont toujours enveloppées de vêtements très chauds, qui forment autour de leur corps une espèce de bain de vapeur qui énerve. L'impressionnabilité devient extrême ; au bout de quelque temps, ces personnes sont comme de véritables baromètres vivants ; elles s'enrhument pour avoir eu un instant la tête découverte, pour avoir passé dans un appartement non chauffé, pour avoir oublié de porter un vêtement en apparence inutile. Le moindre courant d'air est comme un ennemi toujours menaçant. Les précautions de plus en plus exagérées qu'elles prennent les rendent insupportables à elles-mêmes et aux autres. L'hydrothérapie, par l'action directe qu'elle exerce sur la peau, aura bientôt rendu à cet organe sa vigueur et sa tonicité ; elle aura assuré l'intégrité d'une fonction que son importance avait fait appeler une des colonnes de la vie et de la santé.

L'usage de l'eau froide doit commencer dès l'âge le plus tendre. Les exagérations de J.-J. Rousseau ont trop contribué à faire abandonner ces habitudes dans l'éducation physique de l'homme.

Depuis l'époque où le philosophe de Genève écrivait les pages éloquentes qui ont opéré une si grande révolution dans l'éducation maternelle, on a mieux apprécié les sources de la chaleur animale; on sait que les enfants se refroidissent aisément, qu'il serait imprudent de leur enlever une trop grande somme de calorique par l'usage du bain froid dès les premiers jours de leur naissance; mais on sait également calculer la valeur de l'eau froide comme *excitant* de la peau à l'aide d'éponges convenablement dirigées.

Ces frictions, loin de refroidir, développent de la chaleur, maintiennent la peau dans un degré convenable de vigueur, et l'enfant résiste mieux à ces influences atmosphériques qui donnent naissance aux maladies les plus communes dans le premier âge.

Ces frictions, pratiquées avec sagesse, doivent tenir le premier rang parmi les soins qui constituent la double tâche dévolue à la mère celle de préserver l'enfant de tous les dangers qui le menacent et celle de le préparer, par une santé robuste, aux destinées qui lui sont assignées.

Une persévérance constante dans l'emploi d'un agent aussi puissant détermine, en un temps plus ou moins long, une transformation complète du tempérament lymphatique en un tempérament sanguin, et change les conditions fatales héréditaires de certaines familles.

La connaissance des lois physiologiques avait déjà fait pressentir qu'à la synergie générale, relevée chaque jour par les procédés hydriatiques, devait être confié le soin des régénérescences constitutionnelles.

L'Angleterre nous a fourni la consécration de cette loi. Un règlement, certainement fait dans tout autre but que celui de fournir une observation scientifique, oblige chaque élève des écoles navales à prendre tous les jours, et par tous les temps, un bain d'immersion. — Cette habitude a déjà fourni les résultats les plus remarquables. — Ceux des élèves qui, suivant la loi de l'hérédité, étaient destinés à succomber prématurément à la phthisie, aux scrofules, ont acquis un tempérament incompatible avec le développement de ces affections.

Cette observation ne pourra manquer d'être prise en considération par les administrations des hospices qui possèdent des sources d'eau froide. — Indépendamment de la question d'humanité, qui doit dominer toutes les questions possibles, les administrations auront bientôt recouvré leurs frais d'installation par la guérison des rhumatisants, des scrofuleux, des hystériques, dont le séjour indéfiniment prolongé constitue une des charges les plus lourdes des établissements de bienfaisance.

Cet emploi rationnel de l'eau froide trouve une indication précieuse dans les pays où les fièvres intermittentes sont endémiques. S'il est vrai que l'homme ne s'accoutume pas d'une façon absolue à l'intoxication paludéenne, au moins peut-il augmenter sa force de résistance, empêcher sa constitution de s'appauvrir, et prévenir ainsi une des causes déjà si nombreuses des dégénérescences.

Nous ignorons à quelles précautions hygiéniques certains peuples ont dû la possibilité de prospérer au milieu des effluves marécageux. — Les Marais-Pontins, aujourd'hui devenus des déserts, comptaient vingt-cinq villes florissantes dont on trouve encore les traces. Les Rutules et les Volsques, qui les avaient fondées, se faisaient remarquer par la vigueur de leur constitution.

Nous pouvons expliquer aujourd'hui les causes de l'impunité dont jouissent certains peuples soumis aux influences de l'empoisonnement miasmatique.

Les Arabes résistent mieux que les autres peuples à ces influences; ceux qui sont au service de la France et exposés, comme nos soldats d'Afrique, aux fatigues de la guerre, contractent plus rarement la fièvre; ou bien, quand celle-ci se déclare, elle est ordinairement plus bénigne.

Cette puissance réfractaire est due à la modification qu'a fait subir à cette race la pratique journalière des affusions froides ordonnées par la loi de Mahomet.

Cette vérité est devenue incontestable par ce fait d'observation que les fièvres intermittentes de tous les types, de tous les pays, sont guéries par l'application méthodique des douches froides; de plus, que le retour des accès est constamment prévenu par l'usage continu des pratiques hydriatiques.

Il est facile d'apprécier la portée d'une pareille application, quand on songe à l'énorme étendue des terres marécageuses, à l'étendue des terrains que l'on défriche et qui exhalent d'autant plus de miasmes qu'ils renfermaient plus de *détritus* de matières végétales et animales; enfin, que les pays qui ne sont pas dans ces conditions ne sont pas exempts de cette influence, puisque les vents transportent les miasmes à des distances qu'il est impossible de calculer.

L'influence de cette médication préventive sera déjà considérable sur notre armée d'Afrique. On sait dans quelle énorme proportion les soldats sont atteints de fièvres intermittentes donnant lieu aux lésions organiques les plus graves et les plus rebelles.

Avant de tracer la formule suivant laquelle doit être administré le traitement curatif des fièvres et des lésions organiques qu'elles provoquent, il faut signaler combien la nature semble avoir bien disposé en Afrique tous les moyens capables de prévenir les influences miasmatiques.

Les villes du littoral, où viennent nécessairement s'acclimater les troupes avant de pénétrer dans l'intérieur, sont pourvues d'abondantes sources d'eau froide. Presque toute la surface du pays offre également des sources, ou bien l'eau se trouve à une profondeur peu considérable. Le creusement des puits nécessaires pour atteindre la nappe d'eau ne coûtera pas la moitié des 400,000 fr. que l'administration de la guerre est forcée de consacrer chaque année à l'achat des préparations de quinine.

C'est à cinq ans que l'on doit commencer l'usage des douches froides. Elles sont, dès cet âge, supportées avec plaisir.

C'est dans la période de cinq à vingt ans que cette médication doit être employée pour combattre les affections qui datent des premiers commencements de la vie et qui, pour n'être pas toujours appréciées dans l'enfance, ne s'en révèlent pas moins dans un âge plus avancé.

Ces habitudes de l'eau froide présentent encore l'avantage de préparer l'établissement de la puberté, ou de prévenir les malheurs attachés à une trop grande précocité. Dans l'âge avancé, elles conservent l'énergie musculaire, l'activité des digestions, la régularité de la circulation. L'usage des douches peut être prolongé indéfiniment, à la condition d'être courtes, excitantes, en un mot d'être dirigées suivant la mesure de la chaleur que les vieillards sont susceptibles de produire.

CHAPITRE DEUXIÈME.

DE L'HYDROTHÉRAPIE APPLIQUÉE AU TRAITEMENT DE DIFFÉRENTES MALADIES.

Dans les affections aiguës, le traitement dont une longue expérience a démontré l'efficacité doit obtenir une préférence exclusive. C'est ainsi que le tartre stibié dans la pneumonie restera comme base du traitement jusqu'à l'époque où des faits plus nombreux, mieux observés, donneront le droit de préférer une autre médication.

Les procédés hydrothérapiques offrent cependant de précieuses ressources pour diminuer l'impressionnabilité des individus qui ont déjà été atteints d'une pneumonie et les préserver des rechutes. Il n'est pas de praticien qui ne se soit convaincu, par l'observation, qu'une seconde pneumonie offre plus de gravité que la première; que le danger ne se mesure pas sur l'étendue des parties enflammées, mais sur le défaut de contractilité des parties atteintes par les inflammations antérieures.

Ces réflexions s'appliquent à la bronchite aiguë et aux récidives que certaines conditions climatériques rendent si fréquentes. Il existe, dans le mode de terminaison de ces deux maladies, une différence qui modifie le mode d'intervention de l'hydrothérapie. La pneumonie chronique est très rare. (J'en excepte celle qui se lie au travail de tuberculisation.) C'est une maladie qui se termine nécessairement dans un temps donné. Il n'en est pas de même dans le catarrhe pulmonaire, qui passe si souvent à l'état chronique et dont la durée est indéfinie.

Une trop longue et abondante expectoration détermine une débilité qui s'oppose à la résolution complète de cette maladie, et alors l'action tonique, reconstitutive, du traitement, jointe à la respiration des vapeurs aromatiques, imprime une nouvelle activité organique, et fournit la somme de forces sans laquelle il est impossible d'obtenir la guérison des affections chroniques.

Cette influence de la tonicité se fait remarquer dans toutes les affections catarrhales chroniques. C'est à la guérison inespérée d'un catarrhe vésical par l'hydrothérapie, sur un personnage de la cour de Vienne, que Priesnitz dut l'autorisation d'appliquer sa méthode.

CHAPITRE TROISIÈME.

FIÈVRE TYPHOIDE.

Cette terrible maladie, celle qui compte le plus grand nombre de victimes, peut, avec raison, être appelée le fléau de nos contrées tempérées.

La dénomination de fièvres typhoïdes abdominale, encéphalique, etc., exprime seulement que la cause agit avec plus d'intensité sur certains organes.

La cause est un empoisonnement miasmatique qui altère profondément les sources de la vie, et dont les manifestations subissent diverses modifications, suivant les peuples, les individus, les constitutions médicales.

Cette maladie n'est pas également contagieuse dans tous les pays : elle l'est plus en Allemagne et en Angleterre qu'en France. Les désordres qu'elle provoque semblent également varier suivant les contrées. Tandis qu'en Angleterre les altérations des centres nerveux ont surtout frappé les observateurs en France, ce sont les altérations des membranes muqueuses qui ont attiré l'attention.

Les recherches cadavériques ont occupé un grand nombre de médecins éminents par leur savoir ; mais la place que tiennent leurs travaux est bien loin d'être en rapport avec les ressources qu'elles auraient dû offrir à la thérapeutique. Le traitement suivi généralement est à peu près le même partout : purgatifs avec ou sans la saignée au début. Les toniques, comme les préparations de quinquina, joints aux dérivatifs sur la peau, trouvent leur application dans la dernière période de la maladie.

Ce traitement est conforme aux idées généralement admises sur la nature de cette affection ; l'indication est précise :

Expulser le principe de la maladie, conserver, entretenir le principe de vie menacé.

L'hydrothérapie offre des ressources qui répondent au plus grand nombre des indications générales et particulières.

Avec les enveloppements en drap mouillé, la température morbide diminue promptement, ainsi que la soif, le malaise général, l'agitation, le délire, auxquels succèdent le calme, le sommeil et une douce transpiration. Ces moyens doivent être employés avec persévérance, ainsi que les lavements froids, les compresses imbibées d'eau sur le ventre, sur la tête. Dans la seconde période, quand les symptômes annoncent que les sources de la vie diminuent, que le pouls est accéléré et se laisse facilement déprimer, loin de soustraire du calorique, l'indication qui se présente consiste dans l'emploi des frictions toniques et des moyens capables d'exciter la réaction vitale.

Il serait impossible de formuler, même sommairement, l'emploi des moyens hydriatiques ; une foule de circonstances doivent en modifier l'énergie, la durée; la répugnance des malades, les difficultés matérielles, le temps que ces soins exigent, en rendent l'emploi assez difficile.

Cependant la supériorité de cet agent thérapeutique sur les autres moyens est incontestable. Les occasions que j'ai eues de l'employer me font proclamer que, pour moi, je ne voudrais être traité que par les moyens que fournit l'hydrothérapie, et ma conviction est corroborée par les travaux de médecins ayant l'autorité que donne l'avantage d'observer dans les hôpitaux militaires, et entre autres exemples se présentent les résultats obtenus par le docteur Staekler, de Mulhouse.

« Dans ces derniers temps, dit M. Staekler (1), une vingtaine de militaires de la garnison, affectés simultanément de fièvres typhoïdes, offrant dès les premiers jours, et surtout dans le deuxième septénaire, les symptômes les plus graves, depuis le délire jusqu'au coma, ont été guéris sans exception, et d'une manière manifeste, par l'emploi des moyens hydrothérapiques. »

« Sur 313 malades atteints de fièvres typhoïdes (2),
» traités, depuis 1839 jusqu'en 1846, par la mé-

(1) Revue Médico-Chirurgicale, 1850.

(2) Tome XIV, p. 91, Archives générales de Médecine; Recherches statistiques sur le traitement de la fièvre typhoïde par les réfrigérants.

» thode hydrothérapique, 19 ont succombé, c'est-à-
» dire 1 sur 16 ; tandis que sur 349 soignés dans
» la même localité par les différentes méthodes
» classiques, la mortalité a été de 91 : à peu près,
» par conséquent, de 1 sur 4. »

CHAPITRE QUATRIÈME.

MALADIES ÉRUPTIVES.

Toutes les maladies éruptives peuvent être abandonnées à elles-mêmes et ne réclament que des soins hygiéniques, de simples boissons : la nature se suffit.

Mais si quelque cause paralyse les efforts que fait l'organisme pour éliminer le principe morbigène qui constitue l'essence de ces sortes d'affections ; si l'éruption, qui, de tout temps, a été considérée comme le *point capital*, ne s'établit pas, on a toujours recours aux moyens que l'on croit les plus propres à la favoriser : ce sont l'accumulation du calorique avec une charge de couvertures et les boissons excitantes.

Le but est souvent manqué, parce que les excitations de la peau agissent par voie de sympathie sur l'état inflammatoire des organes, qui empêche l'éruption de s'établir. Le danger peut devenir extrême : l'exemple de Zimmerman, qui date bientôt d'un siècle, a été souvent cité comme modèle à imiter.

Ce médecin, appelé chez des personnes fort riches pour traiter leur fils unique atteint de la petite-vérole, et trouvant, dans une chambre close et à température très élevée, l'enfant en proie au délire, enfoui sous d'épaisses couvertures, enfermé entre quatre rideaux hermétiquement rapprochés, et de plus gorgé de cordiaux et de boissons excitantes chaudes, eut le courage de braver l'opinion, de se roidir contre les cris d'une mère éplorée. Il fait éteindre le feu, ouvrir les rideaux, les portes et les fenêtres, et va poser l'enfant, couché sur son oreiller, à la croisée, bien que la partie extérieure de celle-ci se trouvât couverte de neige. Bientôt le délire tomba, la fièvre se calma, et tout rentra dans l'ordre. (Zimmerman, *De l'Expérience.*)

Cet exemple avait été précédé d'une observation qui avait eu un certain retentissement quelques années auparavant.

« Ma fille, dit Hancook, était aux prises avec la mort; l'examen de la poitrine me prouva que l'éruption était rentrée; il n'y avait plus que des taches livides, ce qui me fit désespérer d'elle. Cependant j'allai chercher une chopine d'eau; je lui en fis prendre d'abord un petit verre, n'osant pas lui en donner davantage, dans l'incertitude où j'étais de l'événement; dix minutes après, je lui en donnai un second, puis à quelque distance un troisième et un quatrième.

» Après lui avoir donné le troisième verre, je

visitai de nouveau la poitrine, et je trouvai que les plaques de la rougeole se coloraient un peu; bientôt l'éruption me parut fort rouge et aussi élevée qu'elle a coutume de l'être. Avant que ma fille eût pris de l'eau fraîche, elle avait beaucoup de peine à respirer, elle était dans une espèce d'angoisse; mais, dès les premiers verres, elle respira librement; après avoir bu le quatrième, elle s'endormit d'un sommeil tranquille, qui dura environ quatre heures. Le danger était passé lors du réveil, et la santé se rétablit en peu de temps. De tout cela je conclus que si on lui avait donné simplement de l'eau froide au commencement de la fièvre, elle n'aurait couru aucun danger. » (Lacorbière, *Traité du Froid*, p. 466.)

Ce médecin, après avoir rapporté les paroles de Hancook, ajoute que Rhasès conseille dans la rougeole, quand l'oppression est fort grande, de donner un bain froid et de frictionner, pour faire sortir l'éruption.

Le professeur Récamier prescrivait le bain froid pour faire sortir l'éruption chez les varioleux.

L'hydrothérapie moderne compte aussi des faits nombreux de guérison dans la variole, la scarlatine, la rougeole, et c'est un fait remarquable qu'aucun cas d'anasarque ne s'est présenté chez ceux qui ont été traités par cette méthode, et qu'à Grœfenberg tous les malades ne pouvaient assez se louer du traitement qu'on leur avait fait subir.

Il faut reconnaître que les procédés de cette nouvelle médication n'ont rien de ce qui paraissait téméraire dans ce qu'on employait avant qu'elle fût connue. Ces moyens sont plus réguliers, plus faciles ; ils favorisent l'éruption, en calmant jusqu'à un certain point l'état fébrile ; ils assurent cet effet par des procédés qui concourent à favoriser le mouvement centrifuge qu'elle établit.

C'est une ressource inutile quand la maladie est légère et sa marche normale ; mais dans les cas graves, quand la vie est menacée, l'hésitation n'est pas permise, et, dans des circonstances semblables, Currie eut le bonheur de sauver la vie à ses propres enfants. Et comme si les médecins devaient surtout encourager par leur exemple, voici l'observation fournie par le docteur Weeskopf :

« Durant une épidémie de scarlatine, que des complications d'accidents cérébraux rendaient fort grave, la fille de ce médecin fut prise de fièvre intense, avec chaleur et sécheresse à la peau, soif vive et une forte douleur à la tête. Pendant deux jours, le père, attentif, se borne au rôle d'observateur, administrant seulement de l'eau froide pour boisson et quelques lavements d'eau fraîche. Cependant, vers la soirée du troisième jour, le mal empire, un délire violent se déclare, la peau est en même temps très chaude et sèche, le pouls très accéléré. Des ablutions sont faites sur toute la surface du corps avec une éponge trempée dans l'eau froide, jusqu'à ce que la peau soit devenue fraîche et la fièvre moindre. L'enfant, sans être séchée, est alors enveloppée dans son drap et remise au lit, où elle ne tarda pas à dormir tranquillement pendant plusieurs heures. Au réveil, les larges plaques de scarlatine, d'un rouge vif, sont dessinées sur toute la surface du corps, et il ne reste d'autres traces des symptômes cérébraux qu'un peu de douleur à la tête. Le reste du traitement fut conforme au principe qui avait dirigé l'emploi de l'eau froide, et la maladie marcha rapidement vers la guérison. »

Il ne faudrait pas prendre le procédé suivi dans cette observation comme une règle invariable ; les moindres notions physiologiques indiquent que dans les cas où l'absence de vitalité de la peau est l'obstacle qui s'oppose à l'éruption, tous les moyens doivent tendre à rappeler cette vitalité.

CHAPITRE CINQUIÈME.

DE L'APPLICATION DE L'HYDROTHÉRAPIE AUX AFFECTIONS CHRONIQUES.

MALADIES NERVEUSES.

C'est un axiome accepté par tous que la prédominance, les souffrances du système nerveux ne reconnaissent d'autre cause que l'appauvrissement du sang.

« Dans beaucoup de cas de névrose, dit M. Andral (1), on trouve que le sang est remarquablement pauvre en globules ; or, on sait du reste que ce sont les globules qui, par l'élévation ou l'abaissement de leur chiffre, marquent dans le sang la force ou la faiblesse de la constitution. Si l'on diminue encore ces globules, soit par des saignées, soit par une alimentation insuffisamment réparatrice, on accroîtra à coup sûr le désordre nerveux; que si l'on procède en sens inverse, il y aura grande probabilité que le désordre nerveux diminuera. »

Ce que le célèbre professeur et l'éminent praticien a donné comme une grande probabilité est devenu une certitude.

CHAPITRE SIXIÈME.

DES AFFECTIONS NERVEUSES DE L'APPAREIL DIGESTIF, GASTRALGIE, ENTÉRALGIE.

Sans qu'on puisse en donner une explication satisfaisante, la cause générale des affections nerveuses agit de préférence sur certaines fonctions.

C'est presque toujours l'appareil digestif, au moins sur les personnes du monde, qui est l'objet de ces préférences.

---

(1) Essais d'hématologie pathologique.

Les symptômes sont : douleurs à l'épigastre, l'hypocondre, la région dorsale, le sternum, avec une tendance à s'irradier vers les organes environnants. Les malades éprouvent des sensations bizarres dans les points qui sont momentanément le siége de la douleur. Souvent ces douleurs diminuent par la pression ou par la présence des aliments.

Les digestions sont longues et laborieuses, ce qu'on appelle la dyspepsie. Souvent une sensation brûlante part de l'estomac et vient se terminer à l'arrière-bouche, s'accompagnant d'éructations, d'expulsion de vents, de mucosités ou d'aliments à moitié digérés.

L'appétit est souvent modifié ; il est diminué, déréglé au point de revenir après le repas.

Les maux de tête, les migraines sont le plus constamment un effet sympathique de l'état nerveux de l'appareil digestif ; chez quelques-uns, la tête est seulement lourde, pesante ; chez d'autres, la douleur est violente, atroce, sur un point déterminé, qui embrasse souvent un œil ou le sourcil ; les repas sont suivis de gonflement, de chaleur au visage ; des soulèvements saccadés des parois de l'estomac, du ventre, pourraient être pris pour des battements du cœur ou des gros vaisseaux. Cette maladie donne de la tristesse, une inquiétude indéfinissable. Le sommeil n'est pas réparateur, et cet état dure quelquefois des années.

Soit à cause de sa fréquence, soit à cause de

l'importance d'un organe dont la fonction est nécessairement mise en activité plusieurs fois par jour, soit enfin à cause des douleurs qui se renouvellent après chaque repas, et qui ont un si grand retentissement dans toute l'économie, il n'y a pas d'affection contre laquelle on ait préconisé un plus grand nombre de médicaments, simples ou composés, depuis l'électuaire d'Andromachus, les élixirs, les pilules stomachiques, le bismuth, le charbon, jusqu'à la découverte toute récente de la pepsine, avec laquelle on a pu espérer faire l'intérim de l'estomac.

Toutes ces préparations ont eu souvent pour effet de calmer quelques-uns des accidents nerveux ; presque jamais ils n'ont amené une guérison définitive.

Pour arriver à un résultat complet, durable, il faut activer la puissance d'assimilation. Or, le régime prescrit par l'hydrothérapie, joint aux douches toniques, atteint ce but avec une promptitude d'autant plus grande que le malade est déjà plus débilité.

La théorie physiologique que nous avons fournie permet d'expliquer la constance avec laquelle se reproduisent le retour de l'appétit, la régularité des digestions et le changement qui s'opère dans la composition du sang ; tous les accidents nerveux cessent avec la cause qui les produisait.

CHAPITRE SEPTIÈME.

DE LA CHORÉE OU DANSE DE SAINT-GUY.

On donne le nom de chorée à une maladie caractérisée par des mouvements irréguliers et involontaires, partiels ou généraux, du système musculaire, et principalement des membres. L'agitation qui en résulte paraît être le résultat d'une *folie* des muscles. L'invasion de cette maladie peut être brusque, mais le plus ordinairement elle débute assez lentement.

Les mouvements commencent par le bras, qui alors est porté dans tous les sens et s'agite de façon à ce que la main, par exemple, aille frapper soit le front, soit le dos, soit la face postérieure de la cuisse. Le mal s'étend au membre inférieur du même côté. Le malade, pour faire un pas, tire à lui le membre affecté. Quand la marche est possible, la jambe décrit un demi-cercle en fauchant. Quand les deux jambes sont affectées, l'incertitude de chaque pas donne à la marche quelque chose de sautillant, de saccadé, comme si les membres étaient mus par un ressort.

La chorée du visage se rencontre assez fréquemment; alors la figure exprime dans un temps fort court toutes les passions les plus diverses et les plus opposées.

Un malade, que j'ai soumis au traitement hydrothérapique, était atteint d'une chorée des muscles du cou. Les mouvements continuels d'extension, de flexion et surtout de rotation, ajoutaient encore à ce que la physionomie présentait de singulier.

Dupuytren enseignait qu'il n'y avait pas de chorée qui résistât aux bains d'immersion. Cette assertion du célèbre chirurgien est confirmée par les observations nombreuses recueillies dans tous les établissements hydrothérapiques, où les soins de toute espèce peuvent ajouter aux effets de la douche en pluie et du bain d'immersion.

CHAPITRE HUITIÈME.

ASTHME.

L'asthme nerveux, qui n'est pas la manifestation extérieure d'un emphysème ou d'une affection organique du cœur, a pour caractère essentiel de se présenter sous forme d'accès.

C'est le plus ordinairement depuis dix heures du soir jusqu'à deux ou trois heures du matin que l'accès survient. Si le malade est couché, il est forcé de se lever ; bientôt il éprouve une gêne très pénible et le sentiment d'une constriction très forte dans toute la poitrine ; les inspirations sont brusques, presque aussitôt interrompues ; les respirations, plus faciles, sont sifflantes ou ronflantes. Le patient ne trouve quelque soulagement qu'en respirant à sa fenêtre un air froid.

L'accès peut se composer de deux ou trois, parmi lesquels les premiers sont les plus intenses.

Ces symptômes se trouvent souvent modifiés par l'inspiration de la fumée de certaines plantes; mais les procédés mis en usage par l'hydrothérapie ont sur cette maladie une influence incontestable. J'ai vu chez un asthmatique un accès cesser presque instantanément par l'application du calorique sur la peau, et le malade respirer à pleins poumons sous la douche en pluie.

Les accès se sont éloignés de plus en plus, et, depuis quinze mois, il ne s'en est pas représenté. L'habitude des pratiques hydriatiques empêche les asthmatiques de ressentir aussi complétement les influences atmosphériques, surtout celles du brouillard, de l'air humide, de l'électricité. Cette habitude modifie d'une façon heureuse la sécrétion des bronches, qui ajoute encore aux causes d'oppression.

Ces pratiques se modifient quand l'asthme se complique d'emphysème, d'affections du cœur. Elles deviennent seulement une méthode auxiliaire.

« Dans les maladies du cœur, dans certaines affections pulmonaires chroniques, le praticien » pourrait trouver une ressource précieuse dans » l'emploi de ce traitement... J'ai vu un malade atteint d'une lésion organique du cœur, accompa-

» gnée de catarrhe pulmonaire chronique et » d'asthme, qui, forcé de garder le lit pendant » quinze jours par suite de l'augmentation momen- » tanée des accidents catarrheux et asthmatiques, » quittait la chambre à l'expiration de ce temps, » grâce à l'hydrothérapie. Aussi frais que s'il n'avait » passé que vingt-quatre heures au lit; aussi ce » malade, sans compter sur une guérison radicale, » ne pouvait assez se louer d'un traitement qui » produisait sur lui un effet aussi remarquable; car, » jusqu'à ce qu'il l'eût mis en usage, il ne sortait » de son lit (après y avoir été retenu huit ou » dix jours par l'augmentation du catarrhe et de » l'asthme) que pâle, affaibli, exténué et pouvant » à peine se traîner. »

(Schedel, cité par Trousseau et Pidoux. — *Thérapeutique et Matière médicale.*)

CHAPITRE NEUVIÈME.

HYSTÉRIE

Cette affection présente le tableau le plus varié et en même temps le plus complet de tous les désordres dont le système nerveux puisse être le siége; les troubles de la sensibilité sont souvent portés à un point extrême.

Une émotion vive, subite, est le point de départ de symptômes qui éclatent brusquement. Le début est signalé par la sensation d'une boule qui s'élève du bas-ventre ou de l'estomac pour venir se fixer sur le cou et déterminer la sensation de l'étouffement. Les membres s'agitent, le corps entier est convulsionné, la respiration difficile et entrecoupée. Après un temps plus ou moins long, et qui peut durer plusieurs heures, la terminaison de l'accès s'annonce par la diminution graduelle et la cessation des mouvements convulsifs et le retour des mouvements volontaires. Lorsque la scène cesse, l'intelligence renaît, souvent les malades versent des larmes, et il ne reste bientôt plus de tant de désordres qu'un souvenir confus et la sensation d'une grande fatigue.

Les symptômes sont rarement portés à ce degré de violence; mais il y a peu de femmes atteintes de cette affection qui n'éprouvent à la fois plusieurs des symptômes de cette maladie.

Ce sont des crampes ou un sentiment de chaleur incommode dans l'estomac, coliques vives, douleurs de reins, douleurs vésicales qui forcent à rendre fréquemment les urines, douleurs névralgiques du cœur, douleurs du sein qui font craindre une pleurésie ou une maladie de la glande, tristesse vague, mélancolie, sommeil peu réparateur, sentiment de fatigue, éloignement pour tout exercice, suivi bientôt d'une disposition à entreprendre les courses les plus vagabondes. Tout ce qui peut être imaginé de sensations bizarres peut se rencontrer chez le même malade : les tintements, les sifflements d'oreilles, les hallucinations. L'aphonie s'observe assez fréquemment et persiste jusqu'à la guérison.

J'ai donné des soins à une dame qui éprouvait chaque jour une paralysie complète des muscles de la voix. La douche lui rendait l'usage de la parole aussi instantanément que si on eût pressé sur un ressort. Au bout de cinq ou six heures, la voix se perdait de nouveau et ne lui était rendue qu'à l'aide du même procédé.

Cette dame avait déjà eu deux grossesses heureuses ; aucun signe ne révélait la moindre altération de l'utérus, aucune lésion de position. Les douleurs hystériques revenaient assez périodiquement tous les quinze jours : c'était un sentiment de brûlure dans l'hypocondre droit irradiant à la région épigastrique, des coliques d'une violence extrême et un pénible sentiment de constriction de la gorge.

Les narcotiques, l'éther, avaient été employés avec une grande hardiesse, sans produire le moindre soulagement. La crise, suivant l'expression de la malade, ne s'en allait que quand elle le voulait bien.

Depuis trois ans que le traitement hydrothérapique a été appliqué, cette dame n'a pas eu une seule rechute, et elle est devenue mère pour la troisième fois.

La chlorose, l'abondance ou la suppression de la menstruation se lient d'une façon très étroite à la production et à l'entretien de l'hystérie.

Cette maladie, comme toutes les névroses, est plus pénible que dangereuse, pourvu toutefois qu'elle soit traitée avec persévérance et dès le début; sa trop longue durée amène des complications nombreuses : elle est considérée comme le point de départ de certaines maladies du cœur, de l'utérus, de l'estomac.

La modification profonde qu'apporte nécessairement dans tous les organes le trouble du système nerveux finit par causer des désordres qui sont d'abord fonctionnels, et qui deviennent plus tard des lésions organiques.

La médication franchement tonique est la seule qui doive être adoptée.

La prédominance du système nerveux et l'innervation active que l'on observe chez les hystériques ne diminuent ou ne cessent que quand on a fortifié les différents systèmes.

La gymnastique, pour suppléer les travaux continuels qui sont imposés à certaines classes de la société, les travaux manuels, font partie du traitement. Priesnitz faisait casser et scier du bois à ses malades, et disait avec raison que les athlètes n'ont point de vapeurs.

Abstinence complète de médicaments décorés du nom de médicaments anti-spasmodiques; d'ailleurs, la plupart des malades ne veulent pas prendre les médicaments qu'on leur prescrit, et leur mobilité d'esprit s'oppose à ce qu'on emploie d'autres moyens que ceux que fournit l'hygiène : une douche froide générale, comme l'agent le plus puissant de tonicité ; douche partielle pour régulariser la menstruation ; régime alimentaire réparateur sans être excitant, abstinence complète de thé, de café, tel que le prescrit le régime hydrothérapique.

CHAPITRE DIXIÈME.

NÉVRALGIES, RHUMATISMES LOCAUX.

La névralgie est une douleur ordinairement violente ayant son siége sur le trajet d'un nerf, causant des élancements, des fourmillements. Les douleurs ont un caractère spécial qui les distingue de toutes les autres : c'est de ressembler parfaitement à celle que l'on éprouve lorsqu'on se heurte le coude.

Les névralgies du front et de la tête, les migraines, se lient presque toujours à la gastralgie, et alors qu'elles prennent le type périodique, elles guérissent en même temps que l'affection dont elles sont un symptôme.

Une des névralgies les plus communes est la névralgie sciatique. Contrairement à ce qu'on observe dans les névralgies de la tête, les névralgies sciatiques déterminent des douleurs qui sont plus vives la nuit : la chaleur du lit les exaspère.

Souvent la douleur occupe tout le membre; elle peut quelquefois ne se faire sentir que sur un des points parcourus par le nerf, tantôt à la hanche, tantôt au point dorsal du pied; les élancements, les picotements commencent par une douleur légère qui augmente rapidement et cesse tout-à-coup, lorsqu'elle a été très vive. Le sens de propagation des élancements n'est pas toujours le même : il va souvent du pied à la hanche. Le mouvement le plus léger, certaines positions dans le lit, la toux, l'éternûment, les grandes inspirations provoquent quelquefois des douleurs plus ou moins vives.

Les enveloppements successifs dans le drap mouillé, suivant l'intensité de la douleur, les sudations, suivies de la douche révulsive, m'ont toujours réussi pour combattre la douleur et arriver à une guérison qui, d'après l'âge de la maladie et l'inutilité des traitements antérieurs, paraissait impossible.

Ce mode de traitement a produit des effets aussi constants, mais plus prompts, dans les névralgies intercostales, les rhumatismes lombaires, qui ne sont que des névralgies des filets nerveux. Une remarque pratique qui ne manque pas d'intérêt, c'est en quelque sorte l'instantanéité de la cessation de la douleur après la douche précédée de la sudation. Un des rhumatismes que l'on observe le plus souvent dans les établissements hydrothérapiques, c'est le rhumatisme du muscle deltoïde. Comme dans toutes les affections de ce genre, la douleur est plus vive au commencement de la nuit, et les malades ne trouvent quelque soulagement qu'en exposant l'épaule au contact de l'air froid.

Dans cette névralgie, le coude ne peut quitter le corps : l'action d'élever les bras causerait une douleur atroce, insupportable.

Les sangsues, les vésicatoires, ne restent que trop souvent impuissants, et les pratiques hydrothérapiques offrent une ressource précieuse. Leur effet le plus prompt, le plus constant, est de faire cesser la douleur que certains mouvements, même limités, font éprouver. Pendant la période inflammatoire, les sudations, suivies d'une douche générale, doivent avoir la préférence ; au bout de quelques jours, la percussion sur le moignon de l'épaule et sur l'omoplate.

Pendant ces frictions que la douche permet d'exécuter, comme le pourrait faire le massage le plus complet, on fait pratiquer au malade certains mouvements.

L'étendue de ces mouvements doit être mesurée sur la douleur, et si, après la séance, cet exercice laissait une sensation pénible, une application courte d'eau froide en ferait bientôt justice.

CHAPITRE ONZIÈME.

NÉVROSE CÉRÉBRO-SPINALE.

Sous l'influence d'une débilité générale et d'une diminution dans la propriété vitale de la contractilité des capillaires, on observe des congestions passives du cerveau et de la moelle épinière.

Le symptôme le plus fréquent est le vertige.

C'est un état cérébral dans lequel les objets en repos paraissent tourner autour de nous ; cet état de choses est souvent accompagné de tintements et de sifflements des oreilles. Le vertige peut être complet et provoquer la chute du corps, ou seulement modifier certains mouvements; il est souvent provoqué par l'action de regarder les objets, soit en marchant, soit qu'on élève ou détourne la tête pour les fixer. Cette perte plus ou moins complète du sentiment est souvent instantanée et dure de cinq à quinze secondes. Elle revient fréquemment et est la cause de craintes incessantes ; elle nous fait perdre notre confiance dans l'heure qui va suivre. La névrose spinale coïncide souvent avec le vertige, la sensibilité des membres inférieurs est modifiée. Il existe des fourmillements comme on en trouve dans le membre affecté de la névralgie sciatique ; mais, dans le cas de névrose, un membre n'est pas ordinairement plus affecté que l'autre.

Les troubles de la sensibilité sont souvent assez prononcés pour faire redouter une altération commençante de la moelle ; mais l'absence de douleurs perçues pendant la pression exercée sur les vertèbres ne permet pas de confondre ces deux affections.

Les névroses ont un caractère qui suffit à lui seul pour les distinguer de toute lésion organique : c'est de disparaître pour se reproduire à des intervalles plus ou moins éloignés.

CHAPITRE DOUZIÈME.

ÉTAT NÉVROPATHIQUE.

Lorsque le sang n'est point assez riche, il perd sa propriété de gouverner les nerfs (*sanguis gubernat nervos*); alors apparaissent des symptômes ne se rattachant à aucune lésion particulière, mais appartenant à l'affection générale à laquelle on a donné le nom d'état névropathique.

Ces symptômes se traduisent par la privation du sommeil, ou par un sommeil interrompu, non réparateur. La sensibilité devient excessive, les inquiétudes vagues. Le caractère se modifie de façon à perdre toute sociabilité : on craint la solitude, on craint encore plus les occasions de fréquenter le monde ; les peines légères de la vie s'élèvent aux proportions d'un malheur ; le cœur reçoit le contre-coup de tant d'émotions exagérées, et alors surviennent les palpitations et, le plus souvent, une douleur au cœur, que l'on compare à celle que ferait une arme en pénétrant sa substance, ou à une main de fer qui le tordrait en tous sens. Des soulèvements du ventre semblables aux battements du cœur simulent les anévrismes des grosses artères. Ces soulèvements perçus dans la profondeur des intestins font facilement croire à la présence d'un animal, et causent une tristesse indéfinissable, une impressionnabilité extrême aux agents extérieurs, aux moindres variations de l'atmosphère, aux influences du brouillard, de l'électricité.

Ce long martyre peut être amené par des pertes de sang, l'abus des purgatifs, des bains chauds, une nourriture insuffisante, les chagrins, les veilles, les plaisirs du monde, tout ce qui peut enfin causer un certain abaissement des sources de la vie.

Dans ces conditions, le traitement hydrothérapique, avec le régime hygiénique qu'il impose d'une façon absolue, le moyen dynamique par excellence qui constitue la base du traitement, résume tout ce qui peut relever l'économie, la modifier d'une façon profonde et permanente.

C'est une conquête précieuse des derniers temps, qu'une médication qui triomphe d'une affection qui faisait le désespoir du malade et du médecin, et qui réduisait ce dernier à nier l'existence des douleurs les plus vives, à les attribuer à une imagination malade, malgré les protestations énergiques de ceux qui les enduraient. J'ai pu recueillir de la bouche de malades guéris des paroles pleines d'amertume contre les hommes de l'art qui avaient refusé d'admettre ces douleurs, parce qu'ils ne savaient les expliquer.

Ces malades regrettaient même la conservation des apparences de la santé que l'on remarque souvent dans l'état névropathique, parce qu'elles les privaient des consolations auxquelles ont droit tous ceux qui souffrent.

CHAPITRE TREIZIÈME.

APPLICATION DE L'HYDROTHÉRAPIE AUX MALADIES DONT L'ORIGINE RÉSIDE DANS UNE ALTÉRATION DU SANG.

Parmi ces maladies, quelques-unes donnent lieu à un produit accidentel, particulier, qui circule dans le sang pendant un temps plus ou moins long et se dépose dans certains organes, suivant des préférences dont on ne peut pas expliquer les motifs.

Parmi ces produits accidentels, celui qu'on nomme tubercule est le plus fréquent; on peut dire qu'on le rencontre sur toute la surface du globe.

Dans l'enfance, ce sont les os, le cerveau, le mésantère (carreau), qu'on voit le plus souvent affectés.

Après quinze ans, toutes les fois qu'il existe des tubercules dans un organe, il y en a dans le poumon; cette maladie est désignée alors sous ce nom de phthisie pulmonaire.

La phthisie peut être considérée comme le résultat de plusieurs invasions successives de tubercules.

Elle prend le nom de phthisie aiguë (galopante), quand elle est le produit de plusieurs invasions de tubercules latentes, qui se démasquent ensuite et donnent lieu à des symptômes tellement graves, que le rôle du médecin ne consiste plus qu'à calmer les douleurs inséparables de toute lésion organique importante.

Cette forme est heureusement la plus rare. La forme à marche chronique, développée chez les sujets lymphatiques à chairs molles, à circulation et nutrition languissantes, est la plus commune.

La percussion et l'auscultation sont les moyens à l'aide desquels on peut apprécier l'état d'un sujet menacé, et avertir qu'il y a péril en la demeure.

A l'aide de ces moyens d'investigation, on peut mesurer avec une précision mathématique l'âge des tubercules, leur position, leur accumulation sur un point, ou leur dissémination.

Une des causes principales est l'hérédité. Cette

cause a une importance d'autant plus considérable que l'apparition de la phthisie dans la famille remonte à une époque plus éloignée.

Les autres causes appréciables sont les passions tristes, les travaux excessifs, la privation d'un air pur et suffisamment renouvelé. Cette cause est la plus ordinairement admise. Ainsi, les enfants scrofuleux se guérissent et ne deviennent point phthisiques lorsqu'ils peuvent jouer sur les bords de la mer et se baigner dans les flots. Les orphelins qui vont travailler chez les artisans ne meurent point phthisiques comme les filles enfermées dans les hospices. Une cause fréquente est la privation de l'excitation organique fournie par les contrastes atmosphériques. La phthisie est plus commune à Calcutta, à Bornéo, que partout ailleurs, et la vie est moins longue et bien moins active dans les climats uniformément chauds.

Il est vrai que les climats tempérés fournissent un nombre déjà bien grand de victimes. En France on compte un phthisique sur cinq décès, en Angleterre un sur quatre.

On a cru observer que, d'après une loi d'antagonisme, dans les contrées où les fièvres intermittentes étaient endémiques, la tuberculisation s'observait moins fréquemment. Indépendamment du peu de certitude acquise à cette assertion, il n'y aurait pas lieu à attendre de ce fait une lumière nouvelle sur les moyens capables de guérir ou prévenir cette maladie. D'ailleurs, ce serait toujours ou la tuberculisation ou l'intoxication paludéenne, avec son cortége d'altérations du foie, de la rate.

Cette maladie, la plus commune, la plus terrible de toutes celles qui affligent l'humanité, est-elle susceptible de guérison ?

Tout le monde croit à la curabilité de la phthisie, excepté ceux qui, trop préoccupés des recherches cadavériques, ne songent pas assez aux ressources d'une médication capable de modifier profondément les éléments de la vie. La nature fournit souvent des preuves de cette curabilité de la phthisie. Des vieillards ont présenté la trace de phthisies et de cavernes cicatrisées. Ces vieillards n'avaient point subi de traitement, et ceux que j'ai observés avaient passé leur vie dans les camps, exposés aux fatigues de la guerre, à l'époque de la vie qui correspondait avec l'invasion de la phthisie.

Ces exemples de guérison par la seule action des agents capables de modifier profondément toutes les fonctions les plus importantes, et la nécessité imposée de lutter contre les variations atmosphériques, indiquent la voie dans laquelle on doit entrer pour relever la phthisie pulmonaire de la sentence désespérante portée sur elle.

Le traitement tonique reconstitutif doit être appliqué dans la phthisie à marche chronique, entachée de lymphatisme, qui est la plus commune.

L'indication précise est d'augmenter la quantité

proportionnelle des globules qui ont diminué sensiblement. Le traitement doit être appliqué suivant les règles indiquées par les notions que fournit la science sur la nature des tubercules.

La toux, les crachements de sang, ne sont que des effets de la présence d'un produit anormal déposé dans le poumon ; les sueurs, la diarrhée, qui tiennent au génie même de l'affection principale, et qui viennent apporter leur contingent aux causes déjà existantes de dépérissement, sont elles-mêmes une conséquence ; ces symptômes ne doivent pas arrêter. Constatons d'abord la complète innocuité des procédés mis en usage.

L'expérience a constaté que des sujets même arrivés au dernier degré de la débilité pouvaient non seulement être soumis impunément au traitement, mais que l'oppression n'a point augmenté ; qu'au contraire les inspirations étaient moins courtes, que la toux cessait momentanément, que les sueurs et la diarrhée paraissaient favorablement influencées.

De plus, il est digne de remarque que, pendant quelque temps, la maladie paraît enrayée. La puissance d'assimilation est augmentée, et les malades peuvent supporter une plus grande quantité d'huile de foie de morue, seul médicament qui ait une action véritable sur l'état rachitique, qui agisse sur les fonctions de nutrition, le seul, enfin, qui ait guéri ou amendé les affections tuberculeuses.

Cette parfaite innocuité du traitement est de la

plus haute importance dans une affection dont les principaux symptômes, la toux, les crachements de sang, la diarrhée, les sueurs, paraissent être comme une imcompatiblité absolue avec les procédés mis en usage dans le traitement.

Maintenant, quelles espérances doit-on fonder sur la guérison? N'aura-t-on qu'un palliatif? Il est évident que tous ne guériront pas. Mais est-il un seul agent thérapeutique qui obtienne toujours des succès? Dans la phthisie, les ressources présentant une certaine valeur thérapeutique ne sont pas si nombreuses. Tout le monde connaît malheureusement l'impuissance radicale des moyens employés, depuis ceux qui ne s'adressent simplement qu'aux conséquences de la cause, comme la toux, l'oppression, jusqu'aux exils dans les pays chauds, où la phthisie prend bientôt un accroissement plus rapide, pour peu qu'elle soit avancée.

Les chances de succès seront proportionnées à l'âge plus ou moins avancé des tubercules, à leur quantité, à leur état de dissémination, au nombre des invasions, à l'état du poumon dans lequel les tubercules sont déposés, aux conditions d'hérédité.

Les observations authentiques sont assez nombreuses; celles qui me sont particulières me confirment de plus en plus dans la conviction consolante que le rôle du médecin ne consistera plus seulement dans l'emploi des moyens qui ne s'adressent qu'aux effets de la maladie et point à sa cause. Cette conviction est d'autant plus grande qu'il y a possibilité d'appliquer le traitement avec la certitude de produire toujours un effet favorable, qu'il soit momentané ou définitif, et de ne jamais donner lieu à aucun accident qui puisse permettre une accusation de témérité.

C'est à cette conviction que j'ai dû le succès du traitement chez un sujet qui paraissait voué à une mort certaine.

Il s'agit d'un homme de vingt-cinq ans, grand, maigre, sujet aux affections catarrhales. Quand je fus appelé pour lui donner des soins, il avait un épanchement pleurétique d'un seul côté. La résolution fut longue, difficile, et l'auscultation donna bientôt l'explication de la persistance de la toux, de l'oppression : il existait une caverne à la partie supérieure du poumon.

J'étais loin de songer au traitement hydrothérapique, lorsqu'un jour je vis ce malade venir me demander avec instance de lui appliquer un traitement dont les résultats étaient connus de lui.

Il ne fut pas rebuté de mon refus, et enfin je cédai à ses prières. Le succès fut complet. Les sueurs diminuèrent, les fonctions devinrent plus actives et permirent de supporter une notable quantité d'huile de foie de morue.

Depuis trois ans, la santé est parfaite.

Dans des cas moins graves, j'ai obtenu des résultats qui ont exigé une certaine persévérance et des soins bien assidus.

Est-ce à dire que les succès couronneront toujours les efforts? Evidemment non : il n'y a pas de panacée universelle. De plus, la lutte contre les préjugés, contre le découragement qu'amène la longueur de la maladie, sont des obstacles contre l'adoption et le succès du traitement; le devoir du médecin ne lui permet pas de compter les obstacles : il doit avoir la conscience de sa mission et doit savoir proportionner ses efforts à la grandeur du résultat.

CHAPITRE QUATORZIÈME.

SCROFULES.

L'origine de cette maladie réside encore dans le sang; avant qu'elle ne se manifeste par des symptômes locaux, elle se présente avec les caractères du tempérament communément appelé tempérament lymphatique.

Le type franc, classique, du tempérament lymphatique, offre quelques traits que l'observation permet de rencontrer tous les jours :

Le visage, légèrement bouffi, recouvert d'une peau douce, fine, blanche, transparente, légèrement rosée; la peau du corps rappelle la chloro-anémie, veines bleues; l'embonpoint sans rapport avec l'âge et le genre de vie des sujets; chairs assez abondantes, mais flasques, molasses, ne présentant rien de la résistance et de l'élasticité qui indiquent la force et la santé.

Le sang offre les signes d'un appauvrissement très marqué : les globules sont en moins grand nombre; les hémorrhagies nasales, qui se remarquent fréquemment dans cette diathèse, fournissent un sang aqueux; l'appétit est capricieux, la digestion laborieuse, les fonctions générales languissantes.

Les manifestations morbides locales sont une ophthalmie spéciale, un engorgement des glandes du cou, les tumeurs blanches, les luxations spontanées de la hanche, les déviations de la taille, les abcès froids, les hydrarthroses, certaines ottorhées qui conduisent à la surdité, le gonflement, la difformité des os.

Cette maladie est une de celles qui se transmettent le plus sûrement par voie d'hérédité, et, encore une fois, par hérédité nous entendons la transmission des dispositions organiques des parents aux enfants qui éclatent plus ou moins promptement, sous l'influence de certaines causes hygiéniques de nature très diverse.

C'est sur la production de cette maladie que le croisement des races paraît avoir le plus d'influence.

Si elle est en quelque sorte endémique dans certaines localités, cela tient au défaut de croisement des races.

Dans l'île de Jersey, les familles nobles ne s'allient qu'entre elles, et on remarque qu'elles s'éteignent par le progrès de la maladie scrofuleuse ; même en Espagne, la grandesse se mésallie rarement, et l'on sait que les grands d'Espagne sont très sujets au rachitisme... La noblesse de tous les pays a beaucoup souffert, dans sa constitution physique, de ces alliances formées dans un cercle trop restreint. Les Juifs, quoique épars dans l'univers, ne se marient qu'entre eux. C'est pour cette raison que leur race, primitivement si belle, a évidement dégénéré, et qu'elle est aujourd'hui moissonnée par les maladies scrofuleuses.

L'air confiné, humide, la privation de soleil, sont considérés comme une cause principale de l'altération primitive du sang.

Cependant il est digne de remarque que les scrofules se rencontrent parmi les habitants des campagnes, dans les pays vivement éclairés par un soleil ardent. On les trouve en Egypte, en Italie, chez les gens du peuple qui vivent habituellement au grand air, et qui n'ont d'autre habitation que les rues et les places publiques. Si la privation d'air, de soleil, est justement considérée comme une cause des scrofules, il faut admettre qu'indépendamment de cette cause hygiénique, il en existe une autre toute spéciale, encore inconnue.

La diathèse scrofuleuse présente beaucoup de points de ressemblance avec la diathèse tuberculeuse.

L'hérédité leur est commune ; l'altération générale semble produite par des causes hygiéniques à peu près semblables.

Le traitement consiste surtout dans l'adoption des moyens conseillés dans la phthisie :

Par le régime et tous les modificateurs capables d'imprimer aux fonctions de la nutrition une activité plus considérable ;

Les douches d'eau froide puissantes avec percussion, suivant l'âge et l'état de faiblesse, suivies de gymnastique spéciale ;

Pendant l'été, l'hydrothérapie marine, c'est-à-dire l'eau de mer froide appliquée à l'aide des appareils si perfectionnés de nos jours ; prolonger le séjour sur les bords de la mer, pour que cet air qui baigne, qui pénètre le corps, exerce son influence plus longtemps que ne le comporte ce qu'on appelle une saison de bains de mer.

Comme moyen diététique auxiliaire, placer en première ligne l'usage du lard, des corps gras, du jambon, et si même on le peut, du jambon fumé cru, l'huile de foie de morue.

L'hydrothéraphie, par son action constante sur les forces assimilatrices, peut seule faire absorber une assez grande quantité de ces aliments pour leur faire prendre leur part dans la régénération constitutionnelle qui est le but qu'on se propose.

Cette régénérescence exige une persistance souvent difficile à obtenir, et pourtant ce n'est qu'à ce prix que l'on peut arracher aux conséquences funestes de cette maladie les malheureuses victimes qu'elle fait chaque année. Une ère nouvelle s'ouvre pour les malades. Aussi doit-on considérer comme un bienfait la possibilité de prolonger l'emploi du moyen hygiénique et curatif par excellence, l'hydrothérapie marine. La ville de Dieppe a, la première, fait preuve d'intelligence en fondant un établissement qui permet d'administrer l'eau de mer à l'aide de tous les appareils modernes les plus variés et les plus complets.

CHAPITRE QUINZIÈME.

LA GOUTTE.

La goutte est une maladie générale donnant lieu à un travail morbide local, qui affecte spécialement les jointures, surtout celles des pieds, et ayant pour effet d'y produire de la douleur, du gonflement, de la rougeur, ainsi que dans les tissus environnants, et d'y former souvent un dépôt de matières crétacées, désignées sous le nom de concrétions goutteuses.

L'attaque de goutte se déclare le plus ordinairement au milieu de la nuit; elle réveille subitement le malade : une douleur vive se fait sentir au gros orteil, à la cheville du pied. Tout le monde est d'accord pour admettre une prédilection marquée de la goutte pour le pied et le gros orteil spécialement. Il est rare cependant que la goutte ne se manifeste pas en d'autres points, soit successivement, soit en même temps. On la voit observer un certain ordre dans ses attaques : elle se montre au pied droit d'abord ; puis au pied gauche, au genou droit, au genou gauche, au pouce, au poignet, au coude, à l'épaule.

La douleur, qu'augmentent la moindre pression, le moindre poids de couvertures, est accompagnée de crampes et de tous les symptômes qui servent de cortége aux maladies aiguës.

Le plus ordinairement, la maladie persiste, le gonflement ne diminue quelques jours que pour revenir. Les articulations sont comme des éponges qui se laissent pénétrer par la matière morbifique. Sans pouvoir s'en débarrasser, et alors la maladie continue d'une manière indéfinie, de telle sorte qu'il n'est pas rare de voir de vieux goutteux privés de l'usage de leurs membres par les dépôts ou lésions profondes dont les articulations sont devenues le siége.

L'origine de la goutte est un défaut de rapport entre les forces d'assimilation et de désassimilation, de telle sorte que les molécules composant notre corps n'étant pas renouvelées dans le temps indiqué par les lois de la physiologie, et le sang, n'étant pas régénéré, charrie l'élément de la maladie, qu'un effort instinctif de l'économie dépose dans les points où elle peut exister avec moins de danger.

Tous les peuples sont affligés de cette maladie, mais à des degrés différents ; elle est plus rare dans les contrées chaudes. Les attaques sont plus communes, plus sévères dans les pays froids et humides.

La goutte s'observe plus souvent chez les hommes, et plus particulièrement au printemps et en automne. Elle se montre presque toujours chez les individus appartenant à la classe riche ou aisée de la société, très rarement chez les pauvres ou ceux qui vivent pauvrement. Le célèbre fabuliste La Fontaine a développé cette idée dans la fable *la Goutte et l'Araignée ;* c'est presque un petit traité de thérapeutique.

La prédilection de la goutte pour les heureux de la terre lui a fait donner le nom de *Morbus dominorum.*

« Ce qui me console, dit Sydenham, ainsi que » les autres goutteux qui n'ont ni grands biens, ni » grand génie, c'est de voir que des princes, des gé» néraux d'armée, des amiraux, des philosophes, et » plusieurs autres hommes illustres ont vécu et sont » morts de la sorte ; en un mot, la goutte a cela de » particulier, et qu'on ne trouvera dans aucune autre » maladie, c'est qu'elle tue plus de riches que de » pauvres et plus de gens d'esprit que de stupides. »

Cette consolation est exprimée en termes très spirituels, qui impliquent l'idée de l'incurabilité de la goutte ; et aujourd'hui des faits nombreux, authentiques, prouvent, au contraire, que la goutte est susceptible d'être guérie ; qu'il existe d'autres remèdes un peu plus précieux que celui de Sydenham : la flanelle et la patience. Existe-t-il un spécifique, c'est-à-dire un agent tiré de la matière médicale, un médicament composé, un élixir, un sirop, des pilules capables de guérir la goutte ? en existe-t-il un ? Evidemment, non. Et cette persuasion est bien acquise chez les goutteux, car il n'en est pas un qui, avec la conviction qu'il n'existe pas de spécifique anti-goutteux, ne se soit saturé de tous les remèdes médicaux vantés contre cette maladie.

Les lois bien observées de la physiologie ont indiqué les bases du traitement à l'aide duquel on obtient :

1° Une diminution dans la durée de l'accès qui n'a pas encore pu être prévenu ;

2° La cessation des gonflements articulaires, passifs, qui persistent après la période aiguë et qui sont des appels continuels au retour de nouveaux accès ;

Enfin, la guérison radicale de la diathèse goutteuse. Dans le premier cas, c'est-à-dire pendant la durée de la goutte aiguë, favoriser le travail d'élimination en provoquant les sueurs par des enveloppements généraux répondant à l'indication de tempérer la fièvre et la soif, recouvrir les articulations de compresses imbibées et tordues renouvelées à de courts intervalles, favoriser les évacuations, étancher la soif avec des boissons fraîches prises en petite quantité.

Dans le second cas, après les transpirations, application de la douche en pluie très divisée sur les compresses.

Pour obtenir la curation radicale, employer le traitement hydrothérapique complet : transpirations suivies d'ablutions froides ; exercices, travail manuel, régime substantiel non excitant ; eau froide, dont la quantité sera basée sur la nécessité de modifier la diathèse calculeuse, la gravelle, qui est une des complications les plus ordinaires de la goutte.

Ce traitement a reçu la sanction de l'expérience ; ses effets ont été proportionnés à l'intelligence du médecin qui le dirigeait et à la persévérance de ceux qui le suivaient. Une observation, qui n'a échappé à aucun praticien et que j'ai pu vérifier plusieurs fois, s'applique au premier accès que le traitement n'a pu toujours prévenir. Cet accès ne s'accompagne point de fièvre, l'appétit ne se perd pas et peut être satisfait dans une certaine mesure. Cet accès se développe sans accidents généraux, et sa durée est toujours moins longue.

Le traitement hydrothérapique méthodiquement suivi a pour premier effet de rétablir les fonctions digestives, toujours plus ou moins altérées chez les goutteux, de rétablir l'équilibre entre les acquisitions et les pertes ; en un mot, de modifier profondément l'économie.

CHAPITRE SEIZIÈME.

RHUMATISMES ARTICULAIRES.

Le rhumatisme articulaire est une inflammation de la membrane synoviale des articulations, qui a un caractère qui lui est commun avec la goutte : la douleur, la rougeur, le gonflement des tissus. Contrairement à ce qui s'observe dans la goutte, qui surprend sans avertissement au milieu de la nuit, le travail morbide dont les articulations sont le siége s'annonce par des frissons suivis de fièvre, chaleur à la peau, courbature, malaise, perte d'appétit.

L'apparition de ces symptômes a toujours été précédée de circonstances dans lesquelles le corps, en sueur et fatigué par une longue course, a été exposé accidentellement, et d'une manière plus prolongée que de coutume, à l'action d'un air froid, sec ou humide.

L'inflammation envahit successivement ou simultanément toutes les articulations. La douleur, dans les cas les plus rares, est modérée, légère ; le plus communément, elle est vive, atroce, et commande certaines attitudes que prennent les malades pour éviter les mouvements qui la rappellent.

La fièvre est proportionnée à l'intensité des symptômes, et un caractère particulier, c'est que le sommeil est nul pendant la nuit, ou bien il est court, interrompu à chaque instant par les douleurs.

La complication de l'endocardite et de la péricardite coïncide, dans une proportion considérable, avec le rhumatisme généralisé, aigu, violent; elle n'existe qu'exceptionnellement, quand le rhumatisme est léger, partiel, sans fièvre. Cette complication n'est jamais le résultat d'une métastase de l'affection rhumatismale sur un viscère.

Le traitement des saignées coup sur coup a produit des résultats avantageux sur la durée de la période aiguë; mais les convalescences sont longues, et ces pratiques, qui n'ont réussi qu'entre les mains de l'éminent médecin qui les a préconisées, donnent naissance aux accidents de la chloro-anémie.

Les préparations de quinquina, de sel de quinine, administrées à doses assez élevées pour provoquer l'intoxication quinique et l'ivresse particulière qui l'accompagne, a paru avoir une certaine influence sur la diminution et la disparition des douleurs et même des symptômes arthritiques; mais les accidents locaux et généraux ne tardent pas à se manifester de nouveau lorsqu'on suspend cette médication.

Le traitement hydrothérapique semble indiqué

par la nature même des causes qui ont la plus grande part dans la production de cette maladie, et les sueurs, convenablement dirigées, sont la base de la médication.

Les sudations sont provoquées par les enveloppements dans le drap mouillé, les articulations malades étant préalablement couvertes de linges mouillés à moitié tordus : l'intensité de la fièvre exige souvent le renouvellement de ces enveloppements.

La diminution du pouls, une sudation presque immédiate, un sommeil calme et rafraîchissant, suivent bientôt l'emploi de cette médication.

Ces moyens, continués suivant les indications, diminuent promptement les symptômes généraux dont la violence a la plus grande part dans les complications graves de la péricardite et de l'endo-péricardite. Or, on sait que si ces complications ne menacent pas d'une manière immédiate la vie des malades, elles sont fréquemment le point de départ des affections chroniques des valvules et de la substance charnue du cœur.

Cette médication par les sudations, les boissons froides prises en quantité proportionnée à la fréquence et à l'abondance des sueurs, les demi-lavements frais, les compresses sédatives, fournissent les moyens de répondre à toutes les indications qui se présentent dans cette affection.

Les observations sont aujourd'hui tellement

nombreuses et concluantes, que je ne crois pas devoir citer celles qui m'appartiennent.

CHAPITRE DIX-SEPTIÈME.

RHUMATISME ARTICULAIRE CHRONIQUE.

Le rhumatisme chronique succède au rhumatisme aigu, dont la résolution est incomplète, et qui, en se prolongeant, perd de son intensité.

La durée de cette forme de rhumatisme est indéfinie.

Les douleurs ont perdu de leur intensité ; elles sont vagues dans plusieurs jointures. Le gonflement des articulations n'existe pas chez un grand nombre de rhumatisants, qui se plaignent seulement d'éprouver de la douleur au moment où ils commencent leur marche, toujours incertaine et difficile.

Quand le rhumatisme s'est fixé sur une seule articulation, surtout sur le genou, le poignet, il en résulte de ces altérations que l'on s'accorde à désigner sous le nom de tumeurs blanches, et qui doivent toute leur gravité à des prédispositions ou des conditions morbides particulières.

C'est dans cette forme si fréquente du rhumatisme que l'hydrothérapie offre des ressources précieuses, si l'installation réunit toutes les conditions d'eau à une température convenable et d'appareils disposés pour chaque indication. Cette médication ne fait que régulariser l'emploi de moyens connus de toute l'antiquité. Des rhumatisants ont été guéris par des bains de rivière pris jusque dans le milieu de l'hiver et par les froids les plus rigoureux, même lorsqu'il fallait casser la glace pour entrer dans l'eau. Les établissements hydrothérapiques offrent pour ce genre d'affections un luxe d'appareils qui ne peuvent être remplacés par d'autres moyens.

Dans le rhumatisme chronique, les sueurs ne doivent pas être provoquées aussi souvent que dans la goutte chronique. Les frictions en drap mouillé, suivies de l'immersion (pendant quelques secondes) dans le grand bassin d'eau à 10 degrés; puis, sur les articulations empâtées, les douches, d'abord à l'état de division, puis la percussion graduellement appliquée.

L'exercice, la gymnastique médicale, le régime sont de puissants auxiliaires dans le traitement de cette forme de rhumatisme.

CHAPITRE DIX-HUITIÈME.

CHLOROSE.

La pâleur est le signe le plus commun, le plus facilement appréciable de cette maladie. La peau, entièrement décolorée, présente souvent une teinte jaunâtre ; le plus ordinairement, elle a l'aspect de la cire vierge, tout en conservant une sorte d'élasticité qui ne permet pas de la confondre avec l'œdème. La conjonctive est d'une blancheur extrême mêlée à une teinte transparente, qui donne aux yeux une expression de langueur, de tristesse toute particulière. L'appétit est moins prononcé ; les digestions se font mal et subissent l'influence de la faiblesse de tous les autres organes.

Les troubles nerveux sont également assez marqués. Les maux de tête sont partiels (migraines). Le sommeil est presque nul, ou bien il est troublé par des songes dont l'objet est l'effroi que cause la sensation d'un danger auquel on n'échappe qu'avec peine, comme celui de tomber dans un précipice ou d'être poursuivi par des voleurs. La respiration est gênée, interrompue par de longs soupirs ; le cœur bat tumultueusement, les pulsations des carotides peuvent s'apprécier à distance et font entendre des bruits anormaux, que l'on désigne sous le nom de bruits de soufflet, bruit cater, bruits musicaux.

L'aménorrhée est une complication et le plus souvent un effet de la maladie. L'atonie de tout le système produit d'abord une diminution dans l'excrétion du sang, qui est plus pâle, plus séreux. A mesure que l'aménorrhée est plus complète et plus ancienne, la décoloration et les autres signes de la chlorose se prononcent avec d'autant plus de persistance que le système est frappé d'une plus grande débilité.

Le sang des chlorotiques est privé de la quantité de fibrine, de fer et de globules qu'il contient dans l'état normal. Le sérum y est, au contraire, en forte proportion, ce qui sert à expliquer comment le fluide sanguin ne peut plus exercer sur les tissus cette influence vivifiante que lui donnent la fibrine et la partie colorante. Cette perte de fer, de globules, peut exister dans une foule d'autres maladies qui ne présentent pas les symptômes de la chlorose, ce qui force à admettre qu'il faut chercher encore les causes et les effets qui tiennent au génie particulier de la chlorose.

Cette maladie peut-elle être attribuée à la privation des aliments contenant la quantité de fer correspondant à celle qui est journellement utilisée pour les besoins de l'économie?

Evidemment non; car tous les aliments contiennent dans une juste proportion ce principe essentiel de la matière colorante du sang, et par conséquent des globules sans lesquels la vie organique serait évidemment impossible.

Aussi ce principe essentiel est-il répandu avec sagesse dans tous les aliments, et le pain, qui est la base de l'alimentation, en contient autant que la chair musculaire du bœuf. La cause est dans le défaut d'assimilation, et ce défaut d'assimilation tient à une cause dont la nature n'est pas entièrement connue et qui a diminué les forces vitales.

C'est l'explication la plus rationnelle de l'inefficacité des préparations ferrugineuses les plus savamment combinées, si elles ne sont pas précédées ou accompagnées des moyens énergiques les plus capables de relever les forces de l'économie. Au premier rang de ces moyens se place le traitement hydrothérapique.

Suivant la force de réaction, que le praticien peut apprécier d'après les antécédents et l'âge du malade, la douche doit être appliquée plus ou moins longue, toujours froide, et frapper avec d'autant plus d'énergie que la maladie est plus ancienne.

L'aménorrhée présente l'indication des douches partielles, demi-bains à eau courante, la ceinture excitante. Le régime doit être l'objet d'une attention particulière : promenades sans fatigue et sans provoquer les palpitations, alimentation substantielle, viandes rouges, vin de Bordeaux.

Dans la chlorose, les douches d'eau de mer, avec percussion énergique, ont une influence salutaire que l'on ne peut contester et qu'aucune autre médication ne peut remplacer. Ces douches doivent être précédées de l'administration de quelques cuillerées d'eau de mer.

Les découvertes récentes de la physiologie permettent d'expliquer l'action de l'eau de mer dans le traitement des chloroses les plus rebelles.

Le sel marin pour le sang n'est pas un principe accidentel, mais un principe constant. La quantité normale de chlorure de sodium (sel marin) contenue dans le sang peut être estimée, en moyenne, à 3.5 p. 1000. Cette proportion de sel peut dépasser la moitié du poids des autres principes minéraux réunis. On sait, du reste, que la privation du sel, comme il résulte des observations faites sur les serfs de la Russie, auxquels on avait essayé de le supprimer, détermine la langueur, la faiblesse, la tendance à l'œdème des membres inférieurs, enfin tous les signes de l'anémie par diminution de la production de l'albumine et des globules du sang (1).

Les expériences faites sur les animaux ont, d'ailleurs, démontré que, sous l'influence du sel, les fonctions de nutrition sont accrues, et que son emploi régularise les phénomènes de l'assimilation et de la désassimilation. Or, l'hydrothérapie favorise l'absorption d'une plus grande quantité de sel, comme elle favorise l'absorption d'une plus grande quantité d'huile de foie de morue dans la diathèse tuberculeuse, et de fer dans la chlorose.

Si l'application de ce traitement n'a pas toujours répondu aux espérances qu'il avait fait concevoir, la cause n'en doit pas être attribuée à une erreur

---

(1) M. A. Béchcrel. *Traité d'Hygiène.*

de la théorie, mais seulement au trop peu de durée d'une saison de bains de mer.

Cette lacune est comblée. La ville de Dieppe vient de fonder un établissement qui permettra de commencer plus tôt et de prolonger le traitement jusque dans une saison assez avancée, sans avoir à compter avec les tempêtes et les refroidissements subits de l'atmosphère.

CHAPITRE DIX-NEUVIÈME.

LE DIABÈTE.

Le diabète est une maladie dans laquelle l'urine, quels qu'en soient la quantité, les caractères physiques ou chimiques et les phénomènes qui accompagnent son évacuation, renferme, dans une proportion variable, une matière sucrée, cristallisable, analogue au sucre de raisin.

Cette maladie offre pour caractère particulier un appétit irrégulier, vorace, qui permet d'absorber souvent des masses assez considérables d'aliments, et qui augmente à mesure que la maladie fait des progrès.

La soif est ordinairement très vive, surtout le soir et pendant la nuit.

Les malades sont faibles ; la marche, les mouvements sont lents, sans vigueur.

Cette maladie s'observe le plus communément

chez les hommes, depuis l'âge adulte jusqu'à soixante ans.

Les causes signalées sont celles auxquelles on attribue toutes les maladies : chagrins, excès, froid humide. Ce qu'il y a de plus vrai, c'est que la cause particulière est ignorée, et que l'on doit considérer comme inconnue la cause en vertu de laquelle le sucre produit dans l'économie pour les besoins de la vie ne se trouve plus servir, et être éliminé par l'organe le plus spécialement chargé de débarrasser l'économie des produits qui ne peuvent être utilisés.

D'après la théorie mise en vigueur depuis vingt ans par M. Bouchardot, les eaux de Vichy sont le remède généralement employé.

Je n'ai eu à observer qu'un cas de diabète qui m'a donné les résultats suivants : chez un jeune homme de vingt-huit ans, deux mois de traitement avaient déjà amené une diminution des deux tiers de la quantité du sucre ; on pouvait signaler un changement heureux dans la régularité des fonctions digestives, un sommeil réparateur, signes d'une meilleure assimilation. Le régime alimentaire avait été conforme au régime classique des diabétiques : viandes, jambon, peu ou point de pain. Cependant le vin pur, qui avait fait partie du régime suivi par ce malade avant qu'il ne fût soumis au traitement hydrothérapique, fut remplacé par l'usage de l'eau fraîche, et cette substitution fit cesser la soif. La langue présenta bientôt un meilleur aspect, elle perdit sa sécheresse.

Le diabète est la conséquence d'une cause mystérieuse qui a porté le trouble dans l'économie. Le sucre, devenu inutile et dès-lors éliminé par les urines, n'est qu'une des manifestations extérieures de cette perturbation, et alors que la quantité de sucre a beaucoup diminué, ou même que le sucre a cessé d'exister dans les urines, il persiste un état de faiblesse, de langueur, qui ne peut être combattu qu'avec les moyens les plus capables de relever les forces de la vie, et, dans un bon nombre de circonstances, la douche, méthodiquement appliquée, a produit un effet, complément nécessaire du traitement par les eaux alcalines.

CHAPITRE VINGTIÈME.

FIÈVRES INTERMITTENTES.

FIÈVRES D'ACCÈS, FIÈVRE A QUINQUINA DES ITALIENS.

On désigne sous ce nom une fièvre caractérisée par trois symptômes principaux, qui sont : le frisson, la chaleur, la sueur. La réunion de ces phénomènes constitue ce qu'on appelle un accès de fièvre ; chaque accès est séparé du suivant par un temps dont la longueur sert à donner à la fièvre la désignation de fièvre intermittente quotidienne, tierce, quarte, double-quotidienne, double-tierce, etc.

Pendant le frisson ou stade de froid, la sensation éprouvée est un effet de la perversion de la sensibilité générale. La température normale, loin de s'abaisser, s'élève au contraire, comme le prouvent les expériences thermométriques les plus précises. Les stades de la chaleur et de la sueur succèdent à la période du frisson.

Cette affection présente constamment un gonflement de la rate; ce gonflement n'a pas toujours pu être constaté, à cause de la grande habileté qu'exige la délimination précise de cet organe par la percussion.

De toutes les influences morbifiques qui agissent sur la production des fièvres intermittentes, la moins douteuse est celle qu'exercent les marais, soit que cette influence puisse être attribuée à la putréfaction, à la fermentation des détritus de végétaux ou d'animaux, soit qu'elle soit attribuée à la nature des plantes dans les terrains inondés. D'après M. de Humboldt, les racines du manglier et du mancenillier seraient considérées par les Américains comme la cause productrice des fièvres. Dans certaines contrées de la France, les fièvres sont attribuées à des plantes telles que le calamus (*chara vulgaris*).

Quelle que soit l'hypothèse adoptée, la fièvre intermittente est le résultat d'un empoisonnement marécageux. Il n'existe pas de cause de maladie plus considérable ; les embouchures des plus grands fleuves des deux Amériques, de l'Asie, de l'Europe, celles des plus petites rivières, les eaux stagnantes qui couvrent encore une si grande partie de la France, les marais de l'Afrique, sont autant de foyers d'intoxication : la sphère d'activité du miasme paludéen est assez considérable ; les vents le transportent au loin. (La ferme de l'Encero, à 938 mètres de la Véra-Cruz, marque, suivant M. de Humboldt, la limite de la fièvre. Des vaisseaux, éloignés de près de 3,000 mètres des rivages marécageux, ont éprouvé aux Indes-Occidentales l'influence du miasme paludéen.)

Suivant la direction des vents, les miasmes sont transportés de la Hollande sur certaines côtes d'Angleterre, sur lesquelles il n'existe point d'eau stagnante.

Tous les livres citent le fait rapporté par Lancisi, de trente personnes qui, se promenant vers l'embouchure du Tibre, reçurent les émanations apportées par un vent qui soufflait sur des marais infects situés à des distances considérables. Tous les habitants des contrées marécageuses connaissent la funeste influence des vents qui ont passé sur les eaux stagnantes ; aussi cherchent-ils à s'en préserver en établissant leurs maisons dans les lieux sur lesquels se dirigent rarement les vents qui ont traversé les marais, en habitant les chambres élevées, en fermant soigneusement les portes et les fenêtres pendant certaines heures.

Jusqu'au jour, en quelque sorte indiqué par un des plus grands vulgarisateurs (1) de la science, où l'activité humaine se portera des chemins de fer sur le desséchement des marais, on pourra considérer l'intoxication paludéenne comme la cause de la maladie la plus commune parmi celles qui affligent l'humanité.

En attendant que le génie de l'homme entreprenne d'accomplir cette révolution à la surface du globe, nous devons chercher par quels moyens prévenir et guérir les fièvres intermittentes.

Nous avons déjà indiqué que l'usage de l'eau froide pouvait décupler les chances de résistance à opposer à l'intoxication, et nous avons cité les observations empruntées aux peuples qui ont dû à l'usage journalier des lotions froides la faculté de vivre presque impunément au milieu des effluves marécageux.

Il nous reste à parler du traitement.

Le sulfate de quinine et le quinquina sont d'abord employés pour se rendre maître de l'accès dont l'observation peut faire connaître d'avance l'heure d'arrivée.

Ces médicaments ne peuvent, dans un grand nombre de cas, prévenir les rechutes, et finissent par rester impuissants. On en donne des quantités

---

(1) M. Babinet.

considérables, on y persévère des semaines et même des mois sans obtenir une guérison radicale.

Ces médicaments fatiguent alors l'estomac, causent des vertiges, des diarrhées rebelles, et les malades finissent par éprouver une répugnance invincible pour un remède inefficace, auquel ils attribuent les accidents qui ajoutent à tout ce que leur fait éprouver ce qu'ils appellent leurs fièvres.

Cette impuissance et ce danger des préparations de quinquina tiennent à la congestion viscérale, et principalement à la congestion et au gonflement de la rate. C'est l'effet du poison qui a pénétré l'économie et altéré le sang. L'hydrothérapie seule a puissance de faire cesser la cause qui, en entretenant la durée de la congestion du foie, de la rate, provoque les récidives.

Je n'avais recueilli des travaux des anciens que des données vagues sur l'emploi de l'eau dans le traitement des fièvres intermittentes; les rapports faits sur les maladies observées à Grœfenberg laissaient presque dans l'oubli le traitement de ces fièvres, lorsque parut le Mémoire (1) concernant l'application des douches froides dans le traitement des fièvres intermittentes.

Une occasion se présenta d'appliquer ce mode de traitement. Cette observation offre quelques cir-

(1) Fleury. Des douches froides appliquées au traitement de la fièvre intermittente. (*Archives générales de Médecine*, t. XVI.)

constances particulières qui la rendent digne d'être rapportée.

En 1848, M. N. Duf..., habitant une des positions les plus salubres des environs de Rouen, était atteint d'une affection chronique des bronches. Ce malade était arrivé à un état d'émaciation qui inspirait les plus vives inquiétudes. L'expectoration était abondante; il existait une dilatation considérable des bronches à gauche. Le teint était gris plombé. La gravité des accidents observés vers la poitrine m'empêcha de tenir compte d'un renseignement sur lequel ce malade était revenu avec insistance : il s'agissait d'une fièvre intermittente, contractée, il y avait vingt ans, dans les environs du Havre, à l'époque de son mariage.

Cette fièvre avait résisté opiniâtrement aux préparations de quinine, et n'avait cédé qu'à des voyages qui avaient duré deux ans et qu'il avait prolongés jusque dans les Pyrénées.

Contre toute attente, ce malade guérit de l'affection pulmonaire, et trois ans après, l'automne de 1851, il fut forcé d'aller recueillir un héritage dans le pays même où il avait contracté la fièvre qu'il accusait d'avoir profondément altéré sa constitution.

Il fut encore pris de la fièvre, et cette fois les accès donnèrent lieu à de nouveaux accidents vers la poitrine. Chaque accès était accompagné d'une toux sèche, crachement de sang ; l'appétit était nul. Les préparations de quinine furent aussi impuissantes qu'elles l'avaient été autrefois; la ressource des voyages ne pouvait plus servir : elle exigeait trop de temps; l'hiver sévissait avec rigueur, le temps pressait; chaque accès voyait augmenter les accidents du côté de la poitrine; le malade comptait le nombre des accès qu'il pourrait encore supporter, et semblait pouvoir indiquer le jour où la mort allait le délivrer de son supplice, de la fièvre. Ces prévisions semblaient devoir se confirmer, il y avait un commencement d'œdème; le foie était peu volumineux, la rate avait dix centimètres dans son plus grand diamètre; elle était sensible à la pression.

Je considérai alors les douches froides comme l'unique moyen d'arracher cet homme à une mort certaine.

La famille assemblée refusa l'emploi d'un moyen qui, à cette époque, était encore bien étrange pour nos pays; mais le malade me pria de ne pas me laisser arrêter par cette considération et d'agir. J'improvisai un appareil qui me permit de donner une douche générale, courte et énergique. La seule position possible pour le malade lui fit recevoir, pendant vingt secondes, sur la région de la rate, une espèce de douche formant la gerbe et d'un diamètre de trois centimètres. Le malade, mis dans des couvertures sèches deux heures avant l'accès, reçut la douche au moment où l'accès devait se manifester. Le succès dépassa toute espérance : l'accès n'eut pas lieu. Le traitement fut suivi pendant quinze jours, pendant lesquels l'accès sembla vouloir paraître vers le soir, c'est-à-dire quatre heures après le moment où le frisson se faisait sentir chaque jour (1). Depuis ce moment, j'ai eu l'occasion de traiter quelques cas de fièvres intermittentes, que j'ai vues céder, ainsi que tous les accidents qui compliquent cette maladie. Ce nouvel anti-périodique, pour conserver sa vertu, exige des douches froides douées d'une grande puissance, et l'observation de quelques règles relatives à l'heure, à la saison et à l'engorgement des viscères qui complique la fièvre intermittente.

Cet engorgement de la rate et du foie disparaîtra d'une façon constante, comme le prouvent les faits attestés par le savant et habile praticien de Bellevue à qui l'humanité doit une grande partie des progrès accomplis dans un art dans lequel tout progrès devient un immense bienfait pour l'humanité.

CHAPITRE VINGT-ET-UNIÈME.

CONSIDÉRATIONS SUR LES AFFECTIONS DE L'UTÉRUS AU POINT DE VUE DE L'HYDROTHÉRAPIE.

Toutes les affections de la femme sont modifiées par la fonction de l'organe par lequel la femme est ce qu'elle est.

Le plus grand nombre des désordres nerveux aux-

(1) La santé de ce malade s'est conservée bonne jusqu'à ce jour.

quels les femmes sont exposées ne cessent qu'après la guérison des maladies de l'utérus. Cet organe manifeste son état de souffrance par une douleur qui se fait sentir dans les lombes, dans l'hypogastre, dans l'aîne, dans les hypocondres.

La sensation, tantôt vive, aiguë, tantôt obtuse, sourde, a toujours de l'analogie avec la sensation que procure un corps qui pénètre par la pression, un tiraillement, une pesanteur; cette sensation devient plus vive par l'action de se lever ou de s'asseoir. Elle s'accompagne souvent d'écoulement involontaire d'urine et d'une constipation opiniâtre.

L'intensité de la douleur est loin de donner la mesure de la gravité du mal. La menstruation, alors qu'il n'existe absolument aucun désordre fonctionnel, s'accompagne souvent de douleurs presque insupportables; et d'un autre côté, on a vu des femmes arriver jusqu'à la terminaison funeste d'un cancer utérin sans avoir éprouvé la plus légère douleur locale, ni le moindre désordre dans la menstruation. Souvent l'appétit se déprave, les digestions deviennent pénibles, douloureuses, l'estomac ne supporte pas les aliments sans qu'il survienne quelques nausées, souvent aussi il survient des gonflements subits du ventre, accompagnés de la sensation de mouvements analogues à ceux que l'on éprouve vers le milieu de la grossesse ; un penchant à faire par intervalles des efforts expulsifs; enfin tous les symptômes hystériformes les plus variés.

Les femmes conservent longtemps leur fraîcheur; le plus souvent elles maigrissent, éprouvent des fatigues, des lassitudes; elles dorment mal, leur sommeil est troublé.

Leur caractère se modifie d'une façon fâcheuse: elles deviennent tristes, irritables, disposées au découragement.

Il n'est pas besoin que cet ensemble de symptômes soit complet pour donner la conviction qu'il existe un désordre dans la fonction de l'utérus.

La cause la plus commune, et celle qui donne lieu à presque toutes les lésions organiques de l'utérus, est la congestion sanguine.

Cette congestion reconnaît elle-même plusieurs causes : après un accouchement, même naturel, lorsque la position verticale a été conservée jusqu'à la dernière contraction expulsive, lorsqu'on a méconnu la recommandation de ne point quitter le lit avant que l'utérus soit revenu à sa position et à son volume ordinaire, et avant que les téguments aient recouvré leur consistance et leur force habituelles ; lorsqu'un séjour trop longtemps prolongé au lit a fait perdre aux organes le degré de tonicité qui leur est nécessaire ; enfin, lorsqu'une maladie ou toute espèce d'accident a fait disparaître l'embonpoint, alors l'utérus subit plus complétement les lois de la pesanteur, il cesse de conserver sa position normale.

Ce premier abaissement est déjà un obstacle à la

circulation de cet organe, auquel vont bientôt s'en ajouter d'autres.

La congestion physiologique, pendant la menstruation, dépasse souvent les limites qu'elle doit conserver, et l'abondance de l'hémorrhagie n'est pas toujours proportionnée à cette congestion; l'utérus alors reste, après les règles, le siége d'un état fluxionnaire qui augmente chaque mois et qui donne naissance à un état morbide permanent.

Chaque mois, en effet, les tranchées, les contractions utérines deviennent plus vives et font redouter le moment des règles à l'égal d'un accouchement même laborieux. Ces douleurs n'existent pas toujours à ce degré extrême, et une menstruation sans de vives douleurs n'est pas tout-à-fait incompatible avec l'état congestionnaire amorbide.

Néanmoins, la permanence de cette disposition anormale amène à la longue une augmentation de poids dans cet organe, déjà prédisposé par sa position déclive à s'abaisser. C'est l'explication de toutes ces lésions de position connues sous le nom d'abaissements, d'inclinaison, d'antéversion, de rétroversion. Il n'est pas rare de rencontrer ces déplacements sur des vierges, sur des femmes n'ayant pas eu d'enfants; mais il est incontestable que les femmes qui ont eu un plus grand nombre d'enfants y sont plus disposées, et que les avortements exercent une influence plus fâcheuse que les accouchements à terme. La vitalité de l'utérus se trouve modifiée profondément, et après un temps plus ou moins long on observe les altérations organiques du col et du corps de l'utérus : gonflements, hypertrophies, ulcérations, granulations, érosions, ulcères, catarrhes, écoulements de toute nature.

Ces explications donnent raison à ceux qui reprochent au traitement des affections de l'utérus d'être trop local et trop chirurgical.

Tout traitement vraiment rationnel est celui qui tend à ramener l'utérus à ses dimensions normales ; tout autre traitement ne peut être employé que comme auxiliaire et adjuvant.

L'hydrothérapie est la seule médication qui offre le plus sûrement les ressources nécessaires pour combattre la cause initiale de toutes ces affections si diverses, si nombreuses, qu'elles constituent une des parties les plus importantes de l'art de guérir, depuis les simples accidents nerveux, hystériformes, jusqu'aux dégénérescences les plus graves.

CHAPITRE VINGT-DEUXIÈME.

DE LA RÉGULARISATION DE LA MENSTRUATION.

Ce qui avait été seulement pressenti dès les temps les plus reculés est aujourd'hui élevé à l'état de démonstration, à savoir que la menstruation offre un rapport constant avec l'ovulation (1).

---

(1) Pouchet. Théorie de l'ovulation spontanée et de la fécondation.

La menstruation n'est alors que le signe, la mesure de la santé, et ainsi se trouve justifié cet adage : La femme ne se porte pas bien parce qu'elle a ses règles, mais elle a ses règles parce qu'elle se porte bien.

Cette vérité est féconde en applications pratiques du plus haut intérêt, et permet aussi d'expliquer comment les pratiques hydriatiques régularisent la menstruation, rappellent, augmentent ou diminuent le flux cataménial.

Le traitement hydrothérapique suivi régulièrement a pour premier effet constant de diminuer les douleurs expulsives si pénibles, qui précèdent, accompagnent et suivent le moment de la menstruation, ces douleurs existant presque toujours indépendamment de la quantité du sang excrété.

Les douches d'eau froide générales, douches locales, suivant l'état d'aménorrhée, doivent être employées chaque jour avec régularité, et leur effet est d'autant plus certain, plus prompt, que l'affection de l'utérus se rattache à la chlorose, à l'anémie, enfin que le volume de l'utérus peut être ramené à ses dimensions normales.

On ne doit pas commencer le traitement pendant le moment de la menstruation, à cause de l'étrangeté de la sensation éprouvée au premier début ; mais la douche ne doit pas être suspendue pendant ce moment, elle doit être seulement modifiée chez les femmes en cours de traitement. Une expérience de trente années prouve la parfaite innocuité de cette méthode, et il serait fâcheux qu'une crainte sans fondement empêchât de profiter de toutes les ressources offertes par la douche convenabement appliquée.

La douche a pour effet constant de prévenir la douleur et le malaise qui accompagnent la menstruation ; l'abondance de l'écoulement, loin de s'opposer à la continuation du traitement, est, au contraire, un motif de plus pour ne pas l'interrompre.

Une dame de quarante-cinq ans, mère de trois enfants, n'avait jamais éprouvé de maladies sérieuses ; elle avait toujours été bien réglée, seulement la quantité de sang excrété avait toujours dépassé la quantité normale. Depuis deux ans, ses règles étaient devenues de véritables hémorrhagies, et l'époque mensuelle était attendue par cette dame avec une espèce de terreur. La maigreur était extrême, l'état anémique complet, le teint jaunâtre ; les douleurs névralgiques (migraines) étaient atroces et presque sans interruption ; les digestions étaient difficiles ; quelques symptômes d'hystérie se manifestaient de temps en temps.

L'utérus ne présentait aucune altération ; il avait conservé sa position et son volume physiologique.

Le traitement fut commencé au moment où l'écoulement sanguin devenait moins abondant, et ne fut pas interrompu. Le résultat fut prompt, décisif, et chaque jour a été marqué par un progrès sensible vers la guérison.

Quelques circonstances m'ont forcé d'employer la douche fraîche sur la région lombaire après un accouchement encore récent, et j'ai pu acquérir la conviction que pour le praticien, guidé par la science de la physiologie, il ne peut y avoir aucune hésitation dans l'emploi de ce moyen.

La dame qui fait l'objet de cette observation avait éprouvé, pendant les trois premières années de son mariage, des hémorrhagies utérines s'accompagnant de toutes les douleurs qui caractérisent l'état congestionnaire chronique. Il existait un gonflement du col, avec quelques granulations. Après trois mois de traitement, les accidents avaient entièrement cessé, et cette dame devint enceinte. — Vingt-six jours après son accouchement, qui fut heureux, et au moment où l'allaitement semblait offrir une chance de plus pour consolider une santé que la constitution devait faire espérer, il survint une hémorrhagie qui persista pendant plusieurs jours, malgré le repos et le régime froid; enfin, les forces s'épuisaient, et, au grand chagrin de cette dame, son lait se tarissait. Aucun médicament ne put être employé en présence de l'inflexible volonté de ne vouloir accepter d'autre traitement que celui qui lui avait déjà rendu un si grand service dans des circonstances analogues. L'utérus était à son état normal; le col seulement mou, gonflé, entr'ouvert, Le traitement fut appliqué sans hésitation:

l'hémorrhagie céda promptement, et la sécrétion du lait reprit son cours.

Si on peut redouter que le défaut de contractilité de l'utérus ne permette pas à la grossesse d'arriver à son terme, si les vomissements opiniâtres qui accompagnent la grossesse font craindre l'avortement ou l'épuisement des forces, le traitement hydrothérapique doit être suivi avec les modifications que le praticien seul peut convenablement apprécier.

Après avoir calmé les accidents généraux, le traitement le plus sagement combiné reste souvent stationnaire, lorsque l'utérus a subi quelques transformations de tissus amenées par la longue durée de l'état congestionnaire et quelques dispositions individuelles.

Ainsi, une grossesse antérieure, un avortement suivi de stérilité, un écoulement sanguin continu, et qui augmente seulement aux époques correspondantes des règles, est souvent l'expression d'un état fongueux de la surface interne de l'utérus. L'hydrothérapie doit emprunter à la chirurgie le moyen de détruire les fongus.

Une altération plus fréquente est désignée sous le nom d'induration du col de l'utérus ; c'est alors qu'il faut, sans hésiter, avoir recours à l'application du cautère actuel, suivant la formule de M. Jobert de Lamballe, qui a obtenu de fort beaux résultats par ce moyen héroïque. Cependant nous pensons qu'il ne peut être qu'accessoire, et ne saurait dispenser de tous les moyens qui sont destinés à lutter contre l'état congestionnaire en modifiant la constitution. Je suis convaincu que ce moyen, combiné avec les pratiques hydrothérapiques, devra désormais sauver bien des femmes qui succomberaient à des dégénérescences utérines.

L'importance d'un organe qui tient tous les autres sous sa dépendance et qui ne cesse d'agir que quand il cesse de vivre, la diversité et la fréquence des altérations dont il est susceptible, doivent faire apprécier de plus en plus la valeur d'un agent thérapeutique aussi puissant que celui que présente l'ensemble des pratiques hydriatiques, jointes au régime qui en est le corollaire. L'application de l'hydrothérapie aux seules affections de l'utérus suffit pour constituer une des conquêtes les plus précieuses de la science.

CHAPITRE VINGT-TROISIÈME.

DES PERTES SÉMINALES.

Avant de terminer la liste des affections dont nous venons d'indiquer les principaux symptômes, il est nécessaire de présenter quelques considérations sur une maladie que l'on trouve comme cause initiale des maladies qui réclament le plus ordinairement l'emploi des moyens hydriatiques.

Les pertes séminales involontaires, diurnes ou nocturnes, avec ou sans illusions, se retrouvent comme complication et plus souvent comme cause des gastralgies, des névroses cérébro-spinales, des maladies de la moelle épinière, de la phthisie dorsale.

Dans cette affection, que la cause puisse en être attribuée à un défaut de conformation originelle, que l'on doit toujours s'empresser de faire disparaître, ou à une faiblesse congénitale, les excès, le tempérament lymphatique ou nerveux, on retrouve tous les symptômes communs à la gastralgie.

Les troubles de la sensibilité offrent pourtant quelques particularités. Les tabescents présentent tous les caractères de l'affaiblissement du système nerveux, et particulièrement les étourdissements et la perte de la mémoire. Constamment préoccupés de leur état, ils croient que tout le monde les devine; ils tombent dans le découragement, la tristesse, la lypémanie; ils sont assiégés de craintes chimériques, se croient exposés à des dangers qui n'existent pas, et il n'est pas rare d'en rencontrer qui avouent avoir éprouvé des tentations de suicide.

De toute antiquité (1), l'eau froide sous toutes les formes et comme régime, les aliments légers

---

(1) Celse *De seminis nimiâ ex naturalibus profusione.*

sans excitants, la gymnastique, les travaux manuels, ont été les moyens employés pour combattre cette longue maladie. L'hydrothérapie moderne offre des moyens d'action que ne possédaient pas les anciens, et elle résume parfaitement tout ce qui peut constituer le traitement reconstitutif capable de s'opposer à la cause et de réparer les effets de cette maladie.

Nous n'avons pas non plus compris dans les affections dont nous venons de parler la paralysie, l'hémiplégie, l'apoplexie. La paralysie est la conséquence d'une maladie antérieure. Les pratiques hydriatiques ne peuvent être appliquées que pour combattre les douleurs musculaires, les étourdissements, l'état congestionnaire, la débilité qui compliquent cette maladie.

Nous n'avons pas non plus compris le cancer parmi les affections que l'hydrothérapie a la prétention de guérir.

Cette maladie, dont le seul nom est un arrêt de mort, a pu cependant guérir quelquefois par les procédés de la thérapeutique usuelle. Pourra-t-elle jamais être prévenue ?

Cette disposition organique, inconnue dans son essence, existe longtemps avant qu'une cause souvent très minime en apparence fasse apparaître ce cancer dans un point du corps, soit à la peau chez l'un, soit aux glandes chez un autre, chez un troisième à tout le système.

A quelle époque de la vie ce principe commence-t-il à se déposer dans la trame la plus intime de nos organes? Nous l'ignorons. Nous savons seulement que cette maladie est héréditaire, qu'elle est extrêmement rare dans la première jeunesse. L'observation la plus générale permet d'établir que c'est à l'époque de la cessation des menstrues que la diathèse cancéreuse paraît avoir le plus d'intensité chez les femmes; que l'époque de la vie où elle apparaît plus fréquemment chez les hommes est ou celle de la cessation de la virilité confirmée, ou bien celle où la carrière d'activité est terminée, c'est-à-dire l'époque à laquelle l'homme se propose de jouir du fruit de ses travaux; ce qui a valu à cette affection le titre de maladie des grands hommes.

Quoi qu'il en soit, ne sera-t-il pas permis d'espérer que, par les pratiques hygiéniques du traitement, on pourra modifier l'organisme, activer le double mouvement d'assimilation et de désassimilation et prévenir cette maladie ?

Le temps n'est pas éloigné sans doute où l'on devra considérer l'activité imprimée à ce mouvement organique comme le moyen de prévenir toutes les diathèses.

Il n'est pas non plus dans le plan de cet ouvrage de faire entrer l'épilepsie dans le cadre réservé aux maladies dont l'hydrothérapie doit entreprendre la guérison.

Cependant, en considérant l'impuissance trop souvent reconnue de la thérapeutique pour guérir l'épilepsie, n'est-on pas autorisé à émettre le vœu que des expériences soient tentées sur une vaste échelle, dans les asiles où sont forcés de se réfugier les malheureux atteints d'un mal qui les rend un objet de terreur et les retranche de la société?

L'observation suivante me paraît de nature à justifier ces espérances.

M. Deg..., trente-trois ans, charcutier, jouit d'une santé excellente ; il présente le caractère d'un tempérament lymphatique, il ne fait pas habituellement d'excès ; cependant, tous les huit jours, les jours de marché, il revient au logis un peu excité par les boissons alcooliques.

Il y a environ trois ans, il a été surpris au milieu de la nuit par une attaque d'épilepsie ; l'accès a duré trois heures. Ces accès ont continué d'abord tous les mois, puis tous les quinze jours ; ils arrivent deux fois la semaine, au moment où le hasard me fait appeler auprès de ce malade, que je trouve tombé de son lit et se débattant, en proie à d'affreuses convulsions, dans un très petit espace compris entre une commode et son lit.

Je fais pratiquer, ou plutôt je pratique moi-même de larges affusions d'eau froide.

L'accès fut reconnu avoir duré beaucoup moins de temps que les précédents, et la famille de ce malade, qui connaissait le refus que j'avais déjà exprimé de me charger du traitement de cette maladie, mit tant d'insistance, que je me décidai à tenter le traitement, qui fut suivi *in extenso* pendant trois mois.

D'abord, l'accès se trouva retardé. Le premier ne put être évité, mais il fut moins violent, moins long; le second ne parut qu'au bout de trois semaines, dura moins encore; il fut le dernier.

Depuis trois ans, ce malade, qui, du reste, n'a pas fait une seule infraction aux règles de la tempérance, n'a pas éprouvé un seul accès, et sa guérison paraît confirmée.

Avant de terminer, je crois devoir signaler l'influence de l'hydrothérapie sur les sécrétions. C'est à cette influence que l'on doit la guérison des fistules, des rétrécissements de l'urètre; c'est aux effets dépuratifs que la syphilis doit également des guérisons qui, dans l'origine, avaient fait considérer l'hydrothérapie comme devant remplacer exclusivement tous les anti-syphilitiques connus. Le rôle de l'hydrothérapie est aujourd'hui plus conforme à la nature des moyens dont elle dispose et au caractère mieux défini des affections syphilitiques. En descendant au rôle de médication adjuvante, elle conserve encore une importance assez grande pour mériter d'être adoptée dans le traitement des symptômes des affections syphilitiques de toute nature *et à tous les âges.*

RÉSUMÉ.

Dans une courte histoire de l'emploi hygiénique et médicale de l'eau, nous avons établi que l'on rencontrait cette médication universellement adoptée chez les peuples encore à l'état de civilisation rudimentaire, et chez ceux qui étaient arrivés à l'apogée de la civilisation.

Nous avons cherché à expliquer le mode d'action de l'agent principal de l'hydrothérapie sur la conservation et l'augmentation des sources de la vie, d'après les notions que nous offrent les sciences physiques et physiologiques.

Ce n'est pas que nous ayons conservé un seul instant la prétention d'avoir soulevé le voile qui nous dérobe la connaissance de la vie. Nous croyons, au contraire, que la vie, cette œuvre merveilleuse parmi les œuvres merveilleuses de la création, restera toujours un mystère.

Cependant cette force spéciale a ses conditions, ses propriétés, comme l'électricité, dont nous ignorons également l'essence; ces conditions, qui sont la sensibilité, la contractilité, la chaleur, nous les connaissons, et nous savons que nous pouvons les modifier.

Nous avons démontré, en effet, que la sensibilité

et la contractilité de la peau augmentaient la contractilité et la sensibilité des tissus les plus profonds, et que la résultante était un développement plus considérable de la chaleur vitale.

Cet excitant, joint au régime qu'il impose, assigne à l'hydrothérapie une des premières places dans cette partie de l'art, « qui se propose, au moyen de modificateurs cosmiques ou individuels, de maintenir, de placer ou de rétablir l'homme sain ou malade, isolé ou réuni en société, dans les conditions les plus favorables au développement régulier de son organisation physique, intellectuelle ou morale (1). »

A l'aide de quelques exemples tirés des plantes et des animaux, nous avons cherché à prouver jusqu'à quel point la vie pouvait être modifiée dans ses manifestations par l'influence des milieux.

Cette influence a été admise par les hommes dont le nom a fait autorité dans tous les temps :

« Une nature sévère, dit le père de la médecine » en parlant des lieux froids et montagneux, y » communique ses dures empreintes aux habitants. » Les hommes y sont grands et vigoureux ; ils » naissent tels. »

« Qui est le corps si robuste et si fort, dit Plu» tarque dans le langage déjà vieux de son tra-

(1) L. Fleury. Cours d'hygiène fait à la Faculté de Médecine de Paris.

» ducteur Amyot, qui, par oisiveté ou par délica-
» tesse, n'aille perdant sa force et ne tombe en
» mauvaise habitude? et qui est la complexion si
» délicate, si débile et si faible, qui, par la conti-
» nuation de travail et d'exercice, ne se fortifie à
» la fin grandement? »

La vérité exprimée dans cette citation a toujours été présente à notre esprit; elle nous a engagé et elle nous engagera toujours à indiquer l'usage de l'eau froide et le régime comme un des éléments les plus précieux de l'éducation physique de l'homme. Son usage journalier, d'après les règles que nous avons indiquées, est le meilleur préservatif des influences atmosphériques : il donne la force et prépare l'enfant à la culture de l'intelligence, à cette seconde éducation qui, suivant l'expression d'un grand écrivain, devient une seconde génération et nous rend deux fois les fils de nos mères.

Nous avons décrit sommairement le caractère des principales affections dans lesquelles l'hydrothérapie exerce une influence salutaire incontestable.

D'abord, celles qui sont dues à l'empoisonnement miasmatique :

L'affection typhoïde. — Nous avons indiqué le mode d'action de l'eau pour arriver à l'élimination du poison et maintenir les forces de la vie menacées, tout en reconnaissant que si cette médication n'a pas le pouvoir de toujours triompher, elle offre au moins une ressource précieuse dans une affection contre laquelle les moyens d'action aujourd'hui adoptés sont encore si incomplets et si impuissants.

Dans les fièvres intermittentes, l'hydrothérapie, comme nous l'avons vu, prévient l'accès d'emblée lorsque l'intoxication est encore récente ; elle est la seule médication à opposer aux engorgements de la rate et du foie, à toutes les lésions fonctionnelles qui constituent l'obstacle à une guérison radicale.

Dans les affections générales qui se rattachent à une altération du sang, à un trouble de la nutrition, scrofules, tubercules, goutte chronique, etc., et qui sont le plus ordinairement héréditaires, nous n'avons pas hésité à représenter l'hydrothérapie avec son régime comme capable de modifier profondément l'économie, tout en reconnaissant encore la valeur de ce qui constitue le fait d'hérédité.

Il est d'observation vulgaire que les parents communiquent à leurs descendants une conformité d'organisation plus ou moins frappante dans les mouvements, les allures, les singularités fonctionnelles, les traits du visage (1).

---

(1) Il y avait des familles romaines appelées *Nasones*, *Labeones*, du trait saillant qui accusait sur leur visage l'influence héréditaire.

Il n'est pas moins admis que l'âme prend une grande part dans la génération, qu'il existe une différence notable entre les enfants procréés lorsque les parents ne recherchent que par habitude à répondre aux sollicitations grossières des sens, et ceux qui, dans les mariages d'inclination, c'est-à-dire les mariages les plus heureux, les plus naturels, sont conçus alors que les parents sont entraînés par les élans passionnés du cœur.

« Les enfants, dit M. Toussenel, se ressentent de » l'influence passionnelle qui a présidé à leur con- » ception. La plupart des idiots sont des enfants » procréés dans l'ivresse bachique. »

Enfin, la science a pu apprécier que c'est au moment même de l'imprégnation de l'ovule que se font les transmissions héréditaires, que même les cas de mutilations accidentelles sont devenus souvent, chez les parents, un élément d'hérédité pour leur progéniture; enfin, la science a constaté que les maladies héréditaires sont plus fréquentes quand les deux familles qui mêlent leur sang sont également disposées aux affections de poitrine, que les deux époux sont frappés de débilité générale, que l'un présente une prédisposition scrofuleuse et l'autre une prédisposition tuberculeuse. C'est encore un fait acquis que les unions sans croisement ne donnent que des produits lymphatiques et prédisposés aux maladies qui relèvent de la diathèse scrofulo-tuberculeuse (1), et que les produits sont plus exposés aux maladies du système nerveux.

Comme nous sommes encore bien éloignés du jour où les mariages pourront être combinés de manière à neutraliser, par l'opposition des tempéraments, des constitutions, les éléments d'hérédité morbide, il est évident que l'homme ne devra chercher que dans les modificateurs de l'organisme les moyens de lutter contre les causes qui menacent sa vie, ainsi que la vie de ses descendants.

Dans l'appréciation des causes des maladies, l'hérédité n'est qu'un motif de plus pour persévérer dans l'emploi d'un agent qui est à la portée de tous, dont la longue habitude n'affaiblit point la valeur, que les saisons n'interrompent jamais, et dont la parfaite innocuité est démontrée même dans les cas les plus graves.

Affections par privation des éléments constitutifs du sang, chlorose, chloro-anémie, etc., etc. — L'hydrothérapie a prouvé toute sa valeur, soit que les forces d'assimilation qu'elle ranime ou qu'elle augmente suffisent pour faire trouver dans les aliments ordinaires tous les principes constitutifs du sang,

(1) Les produits de ces unions meurent en bas âge et dans une proportion plus forte que les enfants nés dans d'autres conditions. — « Toute aristocratie qui se renferme en elle-même sans remplacer les maisons qui s'éteignent se consume et meurt. Si elle est sévère sur l'égalité des mariages, cela se fait avec une grande rapidité. » (Niébuhr, *Histoire Romaine*.)

soit qu'elle s'associe aux agents pharmaceutiques, tels que le fer, l'iodure de fer, les huiles de poisson.

Les affections nerveuses sont, comme nous l'avons exposé, la conséquence d'un affaiblissement, d'une déglobulisation du sang. Elles donnent lieu à tous les accidents les plus bizarres, les plus douloureux; elles prennent toutes les formes : on peut dire que ces formes sont variables à l'infini, comme la figure humaine. Le sang a cessé de modérer, de gouverner les nerfs : c'est une véritable anarchie.

La médication reconstitutive et tonique rétablit l'harmonie en restituant au sang les qualités qu'il a perdues.

Nous avons également constaté l'influence de l'hydrothérapie dans le traitement des affections de l'utérus; nous n'hésitons pas un seul instant à proclamer que cette influence n'a point d'équivalent dans les autres modes de traitement de ces maladies : non seulement l'hydrothérapie agit avec les douches générales sur l'organisme tout entier, mais avec les douches locales sur l'utérus et ses ligaments.

La puissance de cette médication, bornée aux affections nerveuses et aux maladies de l'utérus, suffirait pour constituer un véritable progrès dans l'art de guérir; des faits nombreux, irrécusables, prouvent jusqu'à l'évidence que sa puissance s'exerce également dans un grand nombre d'affections qui paraissaient jusqu'alors vouées à une radicale incurabilité, et dans lesquelles la médecine semblait n'être qu'une longue et stérile méditation scientifique. Est-il besoin de dire que, comme tous les moyens dont l'homme dispose, cette médication ne s'applique pas à toutes les maladies, que ses moyens d'action sont limités, que sa valeur est nécessairement proportionnée à l'habileté, à la prudence, à la sagesse de celui à qui est confiée la mission délicate de la diriger, à la perfection des moyens dont il peut disposer ? L'hydrothérapie est un moyen de plus à ajouter à ceux dont l'expérience des siècles a doté la médecine. C'est un sillon tracé dans le vaste champ de cette science dont Hippocrate a tracé les règles, et que les médecins de tous les pays, de tous les temps, sont appelés à féconder.

TABLE DES MATIÈRES.

PREMIÈRE PARTIE.

Histoire.

SECONDE PARTIE.

Théorie.

TROISIÈME PARTIE.

Application de l'hydrothérapie.

ROUEN. — IMPRIMERIE DE D. BRIÈRE, RUE SAINT-LÔ, 7.

www.ingramcontent.com/pod-product-compliance
Ingram Content Group UK Ltd.
Pitfield, Milton Keynes, MK11 3LW, UK
UKHW020246250726
13967UKWH00004B/1532